自閉症とサヴァンな人たち

—自閉症にみられるさまざまな現象に関する考察—

石坂好樹

星　和　書　店

Seiwa Shoten Publishers

2-5 Kamitakaido 1-Chome
Suginamiku Tokyo 168-0074, Japan

Autism and Savants

by

Yoshiki Ishisaka, M.D.

はじめに

アメリカの精神医学協会による新しい診断マニュアルが、平成二十五年（二〇一三年）五月にDSM-5[2]として発行された。これまで使用されてきた診断マニュアルであるDSM-Ⅳ[1]が平成六年に発行されているから、十九年ぶりの改訂である。この新しいマニュアルを通覧すると、既存の障碍の定義に変更がほとんど加えられていないものもあれば、少しだけ変更されているものもある。また定義に大幅な変更が加えられ、さらに障碍名も変更になったものもあれば、新たに障碍とされて登録されたものもある。うつ病やスキゾフレニアは、定義にほとんど変更がないものの、その包含する範囲が少し変化している例である。診断基準の変更は、日々それを利用せざるを得ない臨床家にとって坐視できない事態である。うつ病やスキゾフレニアの診断基準が変更にならなかったのは、変更を迫るに必要な劃期的データが、これまで得られていない事実の表れなのであるが、そのような根拠がないかぎりは診断基準に変更がない方がよい。このDSM-5の改訂に対して、すでにいくつかの批判がある（例えばフランセス[3]）。

診断基準に大幅な変更が加えられると、臨床的にも行政的にも大きな影響を及ぼす。診断基準に大きな変更が加えられ、また障碍名も変更になった例の代表は自閉症であろう。これまで自閉症は広汎性發達障碍に含まれる一障碍とされたが、新しいマニュアルでは広汎性發達障碍なる用語は姿を消し、自閉症スペクトラム障碍なる用語が診断名として採用されている。それに伴って、広汎性發達障碍の下位分類はなくなった。さらに診断基準となる症状が、従来は対人関係障碍とコミュニケーションの障碍と常同的反復的行動や興味の限局の三つであったのに対して、新しい診断基準では、対人コミュニケーションと対人関係がまとめられて一つの項目となり、これと常同的反復的行動や興味の限局の症状との二つで、この障碍が定義されることになった。用語の変更は概念の意味の変更をも表している。広汎性發達障碍は重度の広汎な障碍と定義されていたのであるが、新しい自閉症スペクトラム障碍は、スペクトラムであるので軽度から重度に渡るという意味を持つ。この新しい概念は利點もあるが、多くの問題點も含んでいる。DSM-Ⅳの診断基準よりはDSM-5の診断基準に該當する者が少ないとする論文がある（例えば、ギブスら[4]）。特に特定不能の広汎性發達障碍は、今後自閉症スペクトラム障碍から除かれることになるので、広汎性發達障碍よりは自閉症スペクトラム障碍は狭い概念となる。これは概念変更の當然の結果なのである。だから廣汎性發達障碍よりも自閉症スペクトラム障碍に該当する人の数が少ないことは予想される。ただ一度広げた概念を、もう一度狭めるとなると、行政的にも福祉的にも、問題は生じるであろう。今はそれに触れない。筆者はＤＳＭ-5への批判を有しているが、それもここでは論じない。

本書は、ＤＳＭ-5の發行以前に大部分が構想されており、當然このような変更を念頭に置かないで書かれている。もっとも、筆者はＤＳＭ-Ⅳの広汎性發達障碍に批判的であり（本書の第五章を参照されたい）、忠実でもなかったので、幸いにも本書の記述は新たな診断基準の出現によって訂正を必要とする事態に至らなかったといってよい。

先の著作(5)が、自閉症の概念の成立史をあつかったのに対して、本書は現実の自閉症児者が示すさまざまな現象を主題にしている。自閉症とは何かといった問題を直接対象として、考察したものではないし、また自閉症を概説したものでもない。そのように名づけられる人々が、自閉症の本態と現時點では考えられてはいないが、日々生活する上で現象させているさまざまな周辺症状ないしは諸特徴を取り上げて論じた。自閉症の概念が出現してから七十年、精神病ではなく特異な發達障碍との自閉症の定義が一般に承認されるようになってから四十年経つが、その間に自閉症はさまざまな方面から研究された。心理学的、環境的側面からの研究はもとより、遺伝学的研究や脳の病理学的研究や脳の機能的研究も数多くおこなわれてきた。遺伝学的研究の結論は、自閉症は多くの遺伝子上の異常の集合によるというものであった。要するに、自閉症を生じさせるのは特定の遺伝子の異常ではないということなのである。もっといえば、自閉症に関連する特定の遺伝子は見つかっていないということである。脳の組織学的研究結果では、さまざまな脳の箇所の異常を示すデータが出されたが、いまだに一致した見解が得られていない。ＰＥＴや機能的ＭＲＩによる研究でも同じような結果である。これらを見ると、自閉症の原因は単一ではなく、雑多であるといえそうである。そして、自閉症の原因は今もって不明なのである。

自閉症にみられる周辺的な諸問題は数多くあるが、本書はその中で筆者が関心をもった事柄を取扱っている。本書でテーマとして選ばれたのは、それらを考えてみること自体が筆者にとって面白いものであったからに他ならないが、ひそかに周辺からの考察が、自閉症を考えるうえで有益なのではないかとの思いもある。

第一章では、自閉症という概念がなかった時代に、現在の診断基準によると自閉症とされるだろう人々が、どのように生きていたかを、わが国の事例を採取して、考察した。自閉症は概念であるので、そのような概念がなかった時代に自閉症と診断された人々はいないのであるが、自閉症の諸症状を示す人がいなかったわけではない。むしろ昔からずっと存在していた。

疾患と障碍は違う。障碍はあくまでも社会的関係の中で現れるのであるから、社会的構造が異なれば、現れ方も異なるであろう。それを示すために、江戸時代の文献の中に見られる自閉症と考えられる人々の行状を取り上げ、彼らが社会の中でどのように受け止められていたかを考察した。合わせて知的障碍や注意欠陥多動性障碍とされるであろう人々の事例も取り上げた。基となった文献は、江戸時代の随筆や自伝である。そして、現在との対比のために、少し前の人、つまり大正に生まれ昭和を生きた山下清を、高度資本主義時代以前の社会の中の自閉症の一例として取り上げた。浅学のために、限られた資料しか利用できず、数多くの事例を提示できなかった。心残りである。しかし、自閉症といった障碍の診断がなくても、人々はそれほど困らず生きていたことを示せたのではないかと思う。「發達障碍」が声高に叫ばれるようになり、これまでそのように診断されずに生活していた人々が、新たに診断名を附けられはするものの、具体的な支援策もなく、困惑している現在の状況と対照的であることを示したかった。これによって、自閉症や「發達障碍」の概念のもつ社会的側面の問題を具体的に明らかにできたのではないかと思う。

第二章は、サヴァンに関する現在までの知見を批判的に論じた。サヴァンは自閉症と深く関連していて、また、人間の知能を考えるうえでさまざまなテーマを提供する。筆者の視野に入ったかぎりの文献を利用し、サヴァン概念の成立の歴史と現時點でのサヴァンに関する研究を概観した。DSM-Ⅳの精神遅滞は三つの診断基準より構成されているが、その一つは一般的知的機能の有意な低下である。一般的知的機能の有意な低下は、標準化された知能テストによって測定された知能指数が七十以下と定義されている。DSM-5では精神遅滞という用語が知的障碍に変化している。しかし、三つの診断基準に大きな変更はない。ただ、知的機能の説明が新たに与えられており、それによると知的機能は、推論、問題解決、計画性、抽象的思考、判断、教育や経験からの学習および実用的理解といった要素から成り立っているらしい。これらは知能テストによって測定されると考えられている要素なのであるが、もちろん知能テストでこれらを実際に測定できるかどうかは定かではない。多分できないであろう。サヴァンはこれらの要素以外の知的機能を脳が有することを示す実例である。カレンダー計算能力や素数を見つけ出す能力、あるいは巨大な記憶能力などはそれらの能力の例である。サヴァンはこのような能力とは何かを研究する上での好材料なのである。さらには障碍とは何かを反省的に考えるきっかけをも提供するであろう。

ＤＳＭ―５で示された知的機能の定義を越境してしまう能力の代表に、美術的才能や数学的才能がある。第二章では、美術的サヴァンの一例として、第一章でも登場した山下清を再度取り上げる。彼の著作や美術作品を媒介にしながら、美術的サヴァンとはどのようなものであるのか、その神経学的根拠はどこまで明らかになっているのかを論じた。さらにわれわれが美術的作品を美として感じるのはどのようにしてであるのかを、数少ないが重要な諸論文を頼りに、すこしばかり展望した。ただこれはささやかな試みにすぎず、遠い道のりのほんの一歩を踏み出しただけである。今後のこの方面の研究を期待したい。

第三章では、数学的サヴァンの実例を数学史の中から数例選んで取り上げ、彼らが自閉症であったかどうかを論じた。もちろん、彼らが自閉症であったかどうかは大した意味もないという考えもあるであろう。しかし、筆者の関心は、彼らが自閉症であったからこそ、それぞれの天才的業績を成し遂げえたのではないかということにある。そのために、彼らの有するであろう特有の思考形態を推測し、それと数学的業績の関係を若干論じた。また、数学的才能の神経学的研究の展望も試みたが、これらの研究はまだまだ歴史が浅く、今後の発展が期待されるところである。

カナーは自閉症の症例を報告した際に、自閉症に感覚の異常があることを記載している。同じくアスペルガーもそのことを指摘した。しかし、彼らはそれが自閉症の主要な症状であるとはしなかった。自閉症の研究史の中で、感覚異常に注目した論文は散見されるが、自閉症の研究の主体は認知の障碍とその生物学的基礎の解明に向けられていたこともあって、感覚の異常はほぼ等閑視されてきたといってよいであろう。しかし近年、自閉症者の手記が数多く出版され、また認知障碍説の研究の行き詰まりからの方向転換として、感覚の異常が注目される傾向が生じてきた。DSM-5で常同的反復的行動という診断基準の判断のための一つの症状が、感覚の過剰あるいは不全となっているのも、そのことの反映である。しかし、常同的反復的行動と感覚異常は同じレベルの用語ではない。行動は表れであって、感覚異常は生理学的なレベルの問題である。さらにいえば、常同的反復的行動は、この感覚異常への対処の一手段かもしれないのである。それらは、アスペルガー症候群の人々の手記を読めば推測できる。だから、DSM-5が常同的反復的行動の一症状として、感覚の異常を取り上げることは、正當な判断ではない。しかし、自閉症の主要な症状の一つとしてそれが取り上げられたことは意義のあることであろう。第四章では、自閉症の感覚異常に関する文献を概観し、また自閉症者の手記から立ち現れる感覚の異常の様相を論じた。

筆者は今、自閉症の常同的反復的行動を含めたさまざまな行動の背後にこの感覚異常があるとの假説を持っており、本章でもその考えを論じた。この方面の今後の研究の進展を望みたい。

第五章はそれまでの章といささか趣を異にしている。それまでの章は自閉症にまつわる諸現象を論究の対象にしているが、本章は概念そのものの検討を目的としているからである。つまり、ここ十年ほどの間に一般に流布した「發達障碍」なる概念の成立の歴史とそれが有する問題點を明らかにするために書かれた。さらにまた、「広汎性發達障碍」なる概念も批判的な検討の対象になっている。もっともそれまでの章はすべて、「發達障碍」概念の批判となる具体例であると考えれば、この章は本書の出發點であり、また結論であるともいえるであろう。ただ、いささか専門的すぎるきらいがないでもないので、やはり最後に読んでいただいた方が分かりやすいかと思われる。

ところで、すでに述べたように、「広汎性發達障碍」は、DSM-5では消失してしまった。そして、DSM-5では「通常幼児期、児童期あるいは青年期に初めて診断される障碍」とされていた障碍のほとんどが、「神経發達障碍」なる大項目に包摂されることになった。もっともこれまでに幼児期や児童期に初めて診断される障碍とされていた行為障碍や反抗挑戦性障碍や幼児期の摂食障碍は、他の分類項目に移されている。これをもってしても、DSM-5の分類は著しく恣意的であるのが分かる。さて、この変更で、わが国の「發達障碍」は「神経發達障碍」に変えられるのであろうか。

本書の執筆動機の一つに、ICD-10やDSMによって定義づけられた「自閉症」概念の狭苦しさと貧困さへの反撥がある。そのため従来の研究で傍流と考えられる領域の研究を取り上げ、考察することになった。そのことによって、知能や才能といったことばを相対化できたし、また自閉症の主要な症状である常同的反復的行動が、自閉症の本来の症状ではなく二次症状であるとの考えを示すことができた。また自閉症は特有の対人関係の様式なのであって、自閉症を障碍とする社会にも問題があるとの考えを具体的に示せたのではないかと思う。ただ、本書には論述に不足や過誤が含まれているかもしれない。読者の温かい御指摘、御批判をいただければ幸いです。

平成二十六年五月

石坂好樹

目次

1

第一章　在りし世に棲む日々

一．はじめに

精神遅滞が医学的な疾患とされたのは、ヨーロッパでは十八世紀から十九世紀にかけてのことであるらしい。十六世紀前半に活躍したパラケルススの記載した精神疾患は、てんかん、マニー、真の錯乱、聖なる舞踏病、知性の窒息であったらしい。(1)真の錯乱はさらに五つに区分される。月遊病、精神錯乱、ヴェザニア、メランコリー、強迫状態である。「知性の窒息」という用語は精神遅滞を想起させるが、この用語の意味するところは、てんかんとヒステリーの混合型のようであったらしい。ヴェザニアは、一般には insanity（狂気）の古語とされているが(46)、パラケルススは「食物、飲料、特に恋の魔法をもって手を加えられた食べ物による中毒であって、或る者は恋愛のことを、或る者は戦争のことのみを、又或る者は攀登疾駆のみを考える(1)」状態を表す用語として、使用したらしい。今の診断概念では、妄想性障碍や強迫性障碍に該当するのであろうか。ジルブーグ(46)によると、一六八一年にトマス・ウィリスの全集が出版されたが、そこには、メランコリー、マニー、白痴、卒中の記載があるらしい。しかし、他の医学者の記載を見るかぎり、「白痴」への注目はない。このころ、精神病は、通常の状態からの変化、多くは急性の変化をきたし、かつ行動上で異変を示す状態として、医学の関心の対象となっていたのである。だから、「白痴」が人々に知られていなかったのではなかったが、医学的治療の対象として、人々の注目を、あるいは少なくとも医学者の関心を、引かなかったというべきであろう。ちなみにヒポクラテスの記載した精神疾患は、神聖な病としてのてんかんとメランコリーと錯乱状態、および熱病による譫妄であった(10)。このギリシャの医聖の記載、ことに精神医学の対象と分類が、十八世紀まで二千年の長きにわたって変化なく続いたといってよいであろう。

精神医学の分類の中に「白痴」を積極的に取り込んだのは近代的分類の学を精神医学に取り入

れたピネル[28]であった。ピネルは若き日に「王立植物園において動植物分類の研究に従事して[25]」いた。ジルブーグ[46]はピネルを「一つの精神医学的王朝の創始者」と呼んだ。彼は精神疾患をマニーとメランコリーと痴呆と白痴の四つに分類した。簡潔すぎる四分類である。ただしその中に痴呆と白痴が入っていることが、それまでの伝統的精神疾患と違っていた。このあたりの事情を、フーコー[5]は、「十八世紀の終わりまで、知愚、愚かさ、白痴などと呼ばれていたものは、狂気一般に対し、いかなる弁別特徴も持っていませんでした。……當時において狂気は、本質的に、妄想によって、すなわち、錯誤、誤った信じ込み、突飛な想像力、現実の側に相関物を持たぬ言明によって特徴づけられていたからです」（二五〇―二五一頁）と書いている。市民社会の形成とともに、都市の周辺に巨大な精神病院が建設され、そこでピネルの創始した「精神医学の王朝」での精神疾患の分類と新たな精神疾患の發見が始まるのであった。今や精神医学は、数え方にもよるが百以上の病名を抱えているのである[2]。

「白痴」は、ピネルによって、十九世紀になって積極的に精神医学の中に組み込まれ、そして、その理論が練り上げられ、にわかに社会の注目を浴びるようになる。その結果、そのような子どもは収容施設に入れられることになる。背景には、フーコー[5]を引用すれば、「両親に対し子どもの世話を免除して、彼らを労働市場に置くため」（二六二頁）の社会的要請があった。監禁と扶助に関する法律を、被監禁者と貧しい「白痴」の子どもにも適用することが決定されたのであった。その後、セガン(30)が「白痴」を脳の發達障碍として概念化し、またその治療法の有効性を唱えるようになったことは前著(13)ですでに述べた。ほぼ同時期に自閉症と考えられる子どもに精神医学の目が注がれるようになる。フランスではピネルやイタールが自閉症と考えられる子どもの記載を、それぞれ一八〇〇年や一八〇一年に残しているし(13)、イギリスでもハスラムが一八〇九年にやはり、自閉症と思われる症例を記載している(37)。一九世紀のロンドンで医師として仕事をしていたディキンソンは、彼が神経の機能障碍を示すと考えた三百九十八名の子どものカルテを残しているが、そのうちの三例は自閉症であったし、それに加えて二十一名が自閉症スペクトラム障碍と診断できるとのことであった(38)。

このように、自閉症や「白痴」が医学の領域で認知されるようになったのは、十八世紀や十九世紀になってからであるが、それ以前にそのような人々がいなかったわけではなく、社会の中で生活していたにちがいない。フリス(6)は、「中世の伝説や宗教的記録には、自閉症が宗教や政治の世界でその行為の規範形成の役割を果たしてきたことを示すものがあ」（五二頁）るとし、その例として、修道士ジネプロや古ロシアの聖なる愚者を挙げている。さらに、彼女は、日本のアマノジャクの物語を自閉症との関連で理解しようとしている。また、ハッペ[8]は、「ほとんどすべての国の民話には奇妙な振る舞いをし、常識を著しく缺いた天真爛漫な、あるいは、『単純な』人々についての話がある」とし、インドやマルタの民話を挙げている。さらに、彼女は日本語版への序文で、日本の民話を紹介している。これらの宗教的逸話や民話は、医学的疾患に包含される前の、自閉症が「単純な」あるいは「天真爛漫」な人々であり、それゆえに周囲の人々から、社会にとっては、不可缺な存在意義のあるものとして認められていたことを示している。

わが国の過去の精神医学では「白痴」や自閉症はどのように扱われていたのであろうか。もちろん明治になってヨーロッパの学問が輸入されたとき、精神医学も輸入されたのであって、そこには「白痴」の記述があるのは當然である。呉秀三[21]の著した精神病学要集の上巻が明治二十七年に、そして下巻が翌二十八年に刊行されているが、そこには精神發育停止や白癡についての記載がある。しかし、ほんの少し、記載されているだけである。明治四十年に、呉秀三校閲で石田昇[12]が書き著した『新撰精神病学』では、「精神全般の發育制止」の項目があり、原因による分類や、ビネ・シモンの知能検査の紹介などがある。また、具体的な症例の提示があり、写真まで添えられている。このころまでに、わが国でも自らの実践に基づいた精神医学の教科書が書かれるようになったのである。ここにはもちろん自閉症の記載はない。

では明治以前、ヨーロッパの精神医学が輸入される以前のわが国では、精神疾患はどのように記載されていたのであろうか。わが国の江戸時代の医学書の一つに香川修庵が著した『一本堂行餘医言』がある。(16)香川修庵は天和三年（一六八三年）播磨の姫路町で生まれ、後に京にでて、儒学を伊藤仁斎の末子伊藤長堅に学び、医術を後藤養庵について修めた。宝暦五年に七十三歳で逝去している。(40)『一本堂行餘医言』は十九世紀の初めに書かれた本であり、執筆された時期はほぼフランスのピネルが活躍した時代に重なる。この本には「癇」を記載した章がある。香川によると、癇は驚癲狂の総名であり、驚癲狂の下に、今の診断名からすると、てんかん、うつ病、躁病、妄想病、恐怖症、強迫症、および摂食障碍が記載されている。「白痴」に触れている記載はない。癇は間であるとの香川の説明があり、つまりは平生とは異なった症状が、急激にあるいは徐々に、出現する状態が、當時は病とされたのであった。フランスと違って、十九世紀初頭の日本では、まだ「白痴」は医学に含まれる状態ではなかったのであり、そのためこれを分類する医学的呼称がなかったと思われる。

しかしながら、當然のこととして、後に「白痴」や精神遲滞と呼称される人々がいなかったわけではない。もちろん自閉症者も存在したに違いない。彼らにこのような病名を附与することのない社会で、民話の世界ではなく、現実の世界で、彼らがどのように処遇されていたのかは興味のあるところである。彼らの処遇のされ方が、當時の社会を反映するかもしれない。それはまたわれわれの今を逆照明するであろう。

二．江戸時代の自閉症

伴蒿蹊(4)が寛政二年に京都で執筆し、京都の書肆によって出版された『近世畸人傳』という書物がある。伴蒿蹊は、香川が活躍したほぼ同じ時期に、歌人、文筆家として生きた人である。『近世畸人傳』は江戸時代の初期から、寛政期までの奇なる者を表した書物であり、當時評判を得て、「続」編が後に書かれ、これらは江戸時代の終わりまで版を重ねたという。また、この書物の中に材を取った書物が書かれ、さらにこれに類するいろいろな畸人傳も書かれた。大変人気のあった書物であるといえる。明治以降も「なになに畸人傳」は跡を絶たない。

さて、その畸人傳の最初に採り上げられているのが、中江藤樹である。伴蒿蹊の見識をここに見るべきであろう。藤樹は江戸初期の儒学者で、一六〇八年に生まれ一六四八年に逝去した。四十歳で他界したのである。彼は独学で儒学を修め、評判になった後にも、仕官することなく、貧に甘んじ、私人で通した人である。その学問、人となりによって、近江聖人といわれ、今も人々の口に上る人である。『近世畸人傳』は藤樹の人物像を簡潔に印象深く書き記すが、その中に彼の人々への慈愛の一例として、彼の弟子大野了佐への教育ぶりが書いてある。『近世畸人傳』のその箇所を引用する。

> 医筌は大野了佐という愚魯の人のために著す所也。この人士たるにたへざれば、その父賎業を営しめんとするを憂え、医とならん事を先生にこふ。先生其志をあはれみ、大成論を讀ましむるに、纔に二三句を教えること二百遍計、食頃忽遺忘す。又来りよむこと百遍餘にして、始て記得す。かくのごとく久を経て、後終に医を以って数口を養ふに至る。（二一五―二一六頁）

藤樹は儒者であったが、大野了佐という人のために医学の手引書を作ってやった。彼は愚魯であったため、武士としての任に堪えないと思った父親が、藤樹に頼んで医者になるように教育をしてもらった。藤樹は了佐に『大成論』を教えたが、了佐は二、三の句でさえすぐに忘れてしまう。わずかの句を覚えさせるだけでも何百回も教え、長年かかってやっと医者にならせたというのである。藤樹の忍耐強い教え方もさることながら、了佐の根気も驚異的であるといわざるをえない。藤樹は「敬愛」を根本にある徳目として掲げていたが、そのことばを身をもって実践していた教育者であったと『近世畸人傳』は活写している。

われわれの関心は、『近世畸人傳』の著者とわずかながら違っている。なるほど、藤樹の教育は、「教えて倦ず」であった。だが、それ以上に、愚魯であっても、何らかの生活の営みをさせようとする社会があったことが、われわれの注目を引く。愚魯であっても、時間をかけ、その人に合う教育をすれば何らかの役に立つ技を身につけ、それによって生活できるのであれば、そのような技の見極めと時間をかけた教育はきっと実を結ぶという思想があり、実践があったことが読み取れるのである。江戸時代はそのような社会であったようである。

もうひとつの例を、『近世畸人傳』から引用しよう。伊藤仁斎は江戸時代にあって、官許の朱子学を批判し、朱子の注釈によってではなく、直接論語や孟子を学ぶべきことを唱え、「古義学」を始めた人である。彼もまたおのれの学問を追求し、貧を苦にしなかった人であるが、論語や孟子の読み方について、新たな解釈を施し、後々の江戸時代の学問に多大な影響を与えた人であった（例えば、吉川を参照）(45)。その人に五人の男子があったが、四男が介亭であった。『近世畸人傳』は、その介亭を採り上げる。彼は、「性質篤實に過て魯に似たり」とある。われわれが注目するのは、介亭が召し使っていた男の話である。

年比召使れし一奴、甚愚直なるものあり。ある日鰒を切しむるに、是は庖丁をねさせて切べし、と教えたるまゝに、其日は事に紛れて、明の日、いかに昨日の鰒を切たるや、ととはる。奴いまだ寐させたるまゝにて、おこし侍はず、といふがあやしさにみれば、割木を枕とし、布巾を打ちきせ置たり。又鯛の頭を切たるを炙しむるとて、頭は角に掛べしとありしに、やがて縄にてつなぎ、屋の角に掛たりし。先生、奴はかくのごとくなるがよし、とて、それが生涯愛してつかわれしとなん。（四二―四三頁）

介亭が召使いに、ある日鰒を切るように命じ、包丁を寝かせて切るようにと、切り方を指示した。ところが、その召使は割木を枕に布巾を蒲団にして、包丁を寝かせていた。また、鯛の頭を炙るとき、炉の一角に掛けて炙るように命じたところ、鯛の頭に縄をつけて家の角につるしておいたというのである。周囲は、使い物にならない、暇を出すようにと勧めるが、介亭は、その召使いが純朴であるからよいと、生涯愛して使ったのだった。

ここに登場する召使いは自閉症それもアスペルガー症候群であった可能性がある。庖丁を寝かせて切るようにと指示されたことばを字義どおりに解釈し、わざわざ蒲団がわりに布巾を掛けて庖丁を横にして置く。また、鯛の頭を角に掛けるようにいわれて、炉の角ではなく家の角に掛けておくなどは、状況に応じたことばの意味を理解していないことが明らかである。また愚直であっても愚魯とされていないので、アスペルガー症候群と考えれば、彼の振る舞いがよくわかるというものである。われわれの注目を引くのは、介亭がこのような男を愛して生涯召し使ったことである。愚直であり、小細工や不正を行わないこの召使いは、介亭の実直な気質によく合ったのであろう。介亭は実直そのもので、『近世畸人傳』には、つぎのような逸話が記されている。

介亭には弟がいたが、その弟はしばしば門限を破っていた。帰宅すると、門が閉まっているので、家の外で「火事だ」と叫ぶ。火事は一大事で、わが家が延焼するかもしれない。介亭は叫び声を聞いて、急いで門を開け、外に飛び出し、火事がどの辺りかを確かめるために屋根に登って周囲を見まわす。その隙に弟は家に入ってしまうのであった。このことがたびたびあった。あるとき、周りのものがその事情を話すと、介亭はそれは承知している、だが、本當に火事であれば一大事であるから確かめるために出るのだと答えた。狼少年の話を知っているわれわれは、虚言を戒める道徳的訓話としてそれを読むが、介亭の思想はそれを凌駕し、もう一段高いレベルでの振る舞いの重要さを示唆している。

伴蒿蹊は京都の人であるが、同時代に江戸で生きた人に根岸鎭衛がいる。根岸は元文元年に生まれ文化十三年に七十九歳で没した。二十二歳で根岸家百五十俵を継ぎ、佐渡奉行、勘定奉行を歴任、そして南町奉行を最後に職を辞し、一ヵ月後に亡くなった。根岸が天明から文化にかけての三十余年間に奇談、雑話の類を書き残したものが『耳嚢』(26)である。その中の一話に、源吉とか源市という僧の話（痴僧得死栄事）がある。

生来愚昧にて中年同所（四ツ谷湯屋町）天台宗眞福寺といふ寺の弟子に成、剃髪して托鉢等いたし歩行、愚昧ながらも不思議の性質にて、予が知れる同所原田翁の許へも斎などに呼ぶに、佛前にて念佛など不唱内帰る事もなく、食事など給させるに飢ざれば決して不食。ひだるき時は客対其外の遠慮もなく来りて、「非時の可出」とてうちくらひ、托鉢に歩行に四文銭を與ふれば、並銭三文返して壱銭の外受けず。都て何の品調ひ度きに、遠方まで使ひなしてもらふに、源坊に頼は、遠き所にても不厭、注文之通調へ来。（三一七―三一八頁）

托鉢でお金を恵まれても一文しか受け取らずそれ以上は返却し、人に頼まれれば遠方までも使いをして、金銭をごまかすこともなく、食事に呼ばれても飢えていなければ食べない源坊は、「愚直」そのものであり、人々に信用され、愛でられた。彼が死んだときに、人々は盛大な葬儀を執り行ったらしい。源坊もまた自閉症の影をちらつかせる。

江戸時代には、精神遅滞や自閉症の人は「障碍者」として認知されていたのではなく、社会の一員として生活していたことが窺われる。しかし、彼らが、何らかの違和を醸し出していたであろうことは、予想できる。ただ、江戸時代の人々は、その違和を畸として、珍しがり、驚き、愛でたのであった。彼らの心の幅はわれわれよりも広かったし、共同体の住人として、彼らを尊重したように思われる。

三．江戸時代の注意欠陥多動性障碍

中江藤樹や伊藤介亭は江戸時代前半に生きた人々であった。源坊は江戸中期の人である。江戸の終わりごろに生きた人はどうであろうか。幕末の偉人の一人に勝海舟がある。日本政府が初めてアメリカに使節団を出した時の随行艦である咸臨丸を指揮し渡米、帰国後、神戸に海軍操練所を設立、のちに軍艦奉行となった徳川幕府の逸材である。その後朝廷軍の江戸攻撃に際して、敵方の西郷隆盛と直に協議し、江戸城無血開城を実現させた立役者であった。彼は幕府の御家人でありながら、世界の情勢の中での日本の危機を考え、それを避けるために行動した人であった。この海舟の父親が勝小吉であった。小吉について勝部[19]は、ほとんど文盲にも等しかったこの男は、ほかの多くの旗本たちと違って、その晩年に思い立って文字を習い禿筆を呵して自らの生涯を省み書き記したのである。一巻の『夢酔独言』によって、われわれは彼の生涯のアウトラインを知ることができる。當時、江戸で有数の剣客にして不良旗本・放蕩児、いわゆる「あばれ者」、本所・下谷から浅草・吉原にかけての顔役、また同時に露天商人の親分で刀剣ブローカー、鑑定屋、行者、祈禱師などをも経歴し、最後に水野越前守の天保の改革の時に不良旗本として隠居謹愼を仰せつけられ、自らの隠居中の仕事に『夢酔独言』を書くのである。（一六九頁）

と記している。この文は簡潔明瞭に勝小吉の生涯を表す文である。小吉は幕末の快男児であったといえよう。子母沢寛は『父子鷹』で小吉の市井での活躍を描いているが、そこに書かれた人物像は、『夢酔独言』(18)を基にしている。その小説では、主人公勝小吉は直情径行ではあるものの、清廉で家族思いの正義漢として描かれている。これは、小説家の生きた時代の男子像を反映したものであって、潤色されており、現実の小吉と少し違っている。本當は、暴れん坊で、放蕩児であり、不良旗本であったようである。

さて、勝部の書き記した先の引用文は、小吉が成人してからの所業のあらましである。われわれは小吉の幼少時に興味がある。それを知るには、『夢酔独言』によるしかない。『夢酔独言』は勝小吉が四十二歳（天保十四年）のときに子孫に自らの所業と家訓を書き置いたものである。『夢酔独言』のはじめの方に、自らの生い立ちを記している。小吉は旗本男谷平蔵の三男として生れたが、妾腹であった。だが、平蔵の妻が引き取り、わが子のごとく育てたという。小さい頃より乱暴者であったらしい。『夢酔独言』には、自らの乱暴ぶりを記した個所が何ヵ所にもみられる。五歳の頃の記載には次のようなものがある。

おれが五つの歳、前町の仕ごと師の子の長吉といふやつと凧喧嘩をしたが、向ふは年もおれより三つばかりおふきいゆへ、おれが凧をとつて破り、糸も取りおつた故、むなぐらをとつて、切り石で長吉のつらをぶつた故、くちべろをぶちこわして、血が大そう流れてなきおつた。（一二頁）

この出来事を庭の垣根から見ていた父親は、「人の子に疵をつけてすむか」とどなり、小吉を縁の柱にしばりつけて、庭下駄で頭をこっぴどく叩いた。この一撃はかなり激しかったようで、殴られた頭の箇所にくぼみができた。そこは後年になっても跡が残り、月代を剃るときにかみそりが引っかかって血が出たそうである。

乱暴は、近所の子どもとの喧嘩だけでは収まらない。母親が隠していた菓子をいつも盗みだして食ってしまうし、暑い日には庭の池に入って水を濁してしまう。五月にはあやめ葺の菖蒲を何度でも取って、おもちゃにしてしまい、家来は大いに困ったようである。わんぱく、わがまま、あばれ放題の子どもであったようである。七歳のときの逸話に次のようなものがあった。

　この年（勝家に養子に行った年）に、前丁と大喧嘩をして、先は二、三十人ばかり、おれはひとりでた丶き合、打合せしが、ついにかなはず、干かばの石の上におゐ上げられて、長棹でした丶かた丶かれて、ちらしがみになつたが、なきながら脇差を抜て、きりちらし、所せんかなはなくおもつたから、腹をきらんとおもひ、はだをぬいで石の上にすわつたら、其脇にいた白子やといふ米やがとめて、内へおくつてくれた。夫よりしては近所の子供が、みんなおれが手下になつたよ。おれが七つの時だ。（一四―一五頁）

喧嘩は彼の趣味、あるいは気散じの方法ともいうべきもので、始終こんな風に喧嘩に明け暮れた。この性癖は治まることなく、成人してからも事あるごとに喧嘩をしていた。あまりに粗暴であるため、時に父親に蔵に押し込められることもあった。向こう意気が強く、腕っ節が強かったため、近所の子どもはみな彼の手下になってしまった。

十二歳の時に、学問を始めたが、学問が嫌いと学問所には通わず、毎日馬場にいって馬に乗ってばかりいた。馬に乗るための小遣いがなくなると、母親の小遣いやたくわえの金を盗んで使ってしまうありさまであった。学問所へのあまりの出席率の悪さに、学問所の講師からもう来るなといわれている。彼は、それを嘆くのではなく、逆にうれしかったと喜んでいる。ひとところにじっとしているのが苦痛で、体を動かしていること、それも激しい体の動きが快かったのであろう。

ところで、小吉は十四歳のとき、「男は何をしてもくわれるから、上方當たりへかけおちして、一生いよふとおもつて」、家出をする。多分彼は、日々の生活の緩慢さ、平板さに辟易し、別のところへ行けば、別の違った、もっといい生活があると思い、衝動的に出奔したのである。

江戸時代にはこのことはさほど珍しくなかったのではないかと思われる。松崎慊堂は、明和八年（一七七一年）肥後に生まれた儒学者で、獄に繋がれた渡辺崋山の救助のために奔走した人であるが、彼が生まれた家はわずかばかりの田畑を耕す貧農であった。そのため、十歳のときに寺に預けられたが、儒学を志し、十五歳のとき郷里を出奔し、一年後に江戸に辿りついている。そのときには、新發意と偽り、近隣の村々を徘徊し、説法講演をしてわずかばかりの銭を手にし、江戸に向かったとのことである。(34) ほぼ一文なしの小僧が熊本から江戸まで、一年かけて辿りつくことが、江戸時代に可能であったことをわれわれは認識しておく必要がある。さらに、無断で国を出てきた小僧を江戸の寺は受け入れ、しかも彼が仏教とは違った儒学の道を学ぶ援助をしたというのである。このような世界があったことをわれわれは忘れるべきではない。新撰組を組織した清川八郎もまた、山形から江戸に出奔した経歴がある。もっとも彼の家は富裕な造り酒屋であったから、金銭的な苦労をしなかったではあろうが。このように江戸時代の少なからざる若者が、山の彼方、峠の向こうに、もっと別のおのれの願望を達成できる世界があるかもしれないと出奔をしたのではないか、そして、それを支える人々も自ら決して豊かではないが、困窮している目の前の人を援助する心映えがあり、生活があったのであろう。渡辺は、(39) 古き日本のその土地に根ざした生活は、家の開放性が生活の共同性を生み出すような特質を持っていたと述べている。

さて、小吉は家にあった金を七、八両ばかりを盗みだして、東海道を上り、京に向かう。當時一両は銀七十五匁と同価とされていたらしい。(14) 江戸時代は米が経済構造の中心をなしていたが、米一石は現在の米価に換算すると五万円、現在の賃金に換算すると二十七万円になる。一両は現在感覚で三十万円ぐらいになる。ちなみに、このころ小吉は勝家の養子になっており、勝家は小普請組の旗本（正式には狭義の御家人）で、禄高四十一石一斗二合六勺九であったから、年収は現在の米価にして二百万円程度、賃金にして千百万円程度の収入であったことになる。しかし、この額は建前で、約三分の一が実収入であったらしい。(14) 小吉が持ち出した金は家の年収の五分の一ほどの大金であった。このような大金を持って十四歳の子どもが東海道を上る。『夢酔独言』を引用しながら彼の足跡を辿ってみよう。旧暦五月二十八日に家を出て、品川、藤沢、小田原、浜松と順調に旅を続けるが、浜松でごまのはゐに遭い、寝ている間に腹に巻いていた金はもとより、刀や着物まですべて盗られ、無一文となる。ところが、宿の亭主が小吉の話を聞いて気の毒がり、一日の食事を呉れて、それに加えて柄杓一本を貸してくれた。小吉はそれを持って浜松の城下を一日歩きまわり、米や麦五升ばかりと銭百二、三十文を貰った。その金を手に、小吉は江戸に帰るのではなくまた東海道を上る。そして、乞食をしながら伊勢神宮まで辿りつくのであった。伊勢では龍太夫という御師《おし》の世話になり、一晩泊めてもらい、湯に入り蒲団で寝させてもらった上に、路銀を一貫文（千文、約一万円程度）を貰っている。御師とは、特定の社寺に属し、信者のために祈禱を行い、参詣者のために宿を世話し、また伊勢神宮をはじめ各所の観光案内をもする下級の神職である。清川八郎の『西遊草』[20]には、「母と我は壱枚の奉納にして、壱方づつの賄料をいたせしに、さらに美肴もなし。ただ二の膳また三種もの、さかな、ひきでもの等あり」とある。一両を納め、宿代として一人一分づつを出費したというのである。當時、御師は山田だけでも三百八十人あまりいたという。道中乞食になった者を一夜留め置き、帰国するためのわずかの金を恵むこともあったのであろう。

小吉は一貫文を懐に東海道を下り、駿河の府中まで帰ることができた。もちろん乞食の恰好である。府中で侍が馬の稽古をしているのを見て、あまりの下手さ加減を笑った。すると、侍は笑うのであれば乗ってみよと挑んできたので、彼は承知と馬に乗りやすやすと御した。小吉の乗馬の腕を認めたその侍は、彼を家に連れて帰り、おまえは侍の子であろう、ここに居れと勧めた。小吉は六、七日とどまっていたが、元気が回復してくると、「こんなうちにしんぼうしていてもなんにもならぬから、上方へ行き公家の侍にでもなるほうがよかろふ」と、再び東海道を上る。何の當てもない、思いつきの旅である。途中でばくち打ちに逢いばくち場で九百文を貰い、再び伊勢まで行き、引き返して江戸に帰る途中の四日市で發熱する。松原に倒れて寝ているところを近所の坊主に發見され麦の粥をふるまわれ二十三日経って、やっと杖で少しづつであれ歩けるようになり、坊主に百文貰って、江戸へ向けて歩き出す。再び府中に至り、その時は盆であった。それ故米屋が小皿にひき割りを入れて施行していたが、その皿には一文が入っていた。小吉は、それを二皿取ろうとしたところ、店で米をついていた男が二度とりをしたと彼をしたたかにぶった。小吉は道端に倒れ、気がついた後観音堂で寝たが、腰が痛くてどこにも行けなくなってしまう。その翌日から二本の杖で歩きながら乞食をして飯や銭を貰いに行く。銭やら着物を呉れる人があった。そこで彼は着物を売り払い、江戸に向かって歩き出す。途中で秋月藩の侍に出会い、「杖をついていてはらちがあかぬ」と駕籠に乗せられて江戸に向かうが、その侍はばくちにまけて一文なしとなってしまい、小吉はまた一人旅である。

箱根の手前の崖から落ちて、岩の角できん玉をしたたかに打ち、気絶をする。気がついて後、そろそろと歩きながら乞食をしていると、小田原で四十ぐらいの男が使ってやろうと家につれていく。そこは漁師のうちで、漁師の手伝いで舟に乗って漁をし、得た魚を小田原の町に売りに行く。その間陰嚢から膿がでていたらしいが、漁師に気づかれずに漁に出たようである。十四、五日ばかりいると、その男は俺のうちの子になれと優しくしてくれる。彼はここでまた考える。「こんなことして一生いてもつまらねへから、江戸へ帰つて、親父の料簡次第になるがよかろう」と、戸棚にある三百文をぬすんで江戸に帰ったのである。その間四ヵ月、閏八月半ばに家に帰る。さすがに疲労困憊であったようで、三月ばかり寝ていて、立てるようになっても、二年ほど外へ行かなかったらしい。

小吉は無断で出奔したのであるから、これは當然罪である。そこで、父親は小吉が帰った由小普請組の頭に神妙に、「いかにも恐入る事故に小吉をいん居させ、外に養子いたすべき」と伺いを立てたら、石川右近将監は、「今月かへらぬと月切れ故、家は断絶するが、まづまづかへって目出たい。夫には及ばぬ。年取りて改心すれば、おやくにもたつべし。よくよく手當してつかわすべし」と、お構いなしであったという。

剣術、乗馬、柔術、そして喧嘩が彼の青年期の稽古であった。しかし、平凡な生活を嫌う彼は、以前の旅の苦難に懲りず、二十一歳のときにまた家出をしている。このときには、放浪の旅でなく、遠州森町に住む彼が昔江戸で世話をした男のところに居候をしていた。その間に江戸から甥の新太郎（後に江戸で評判の剣客男谷精一郎）が迎えに来て、諭されて江戸に帰っている。五月下旬から七月上旬までの約一ヵ月半の家出であった。このときにはさすがの父親の堪忍袋の緒も切れて、彼を座敷牢に閉じ込めた。足掛け三年の蟄居生活であった。もっとも、私宅牢に入った一月後に檻の柱二本を抜けるように細工したらしい。しかし、こうなったのはみな自分が悪いと気がついて、蟄居生活を我慢する。その間に彼は手習いを始め、いろいろの軍書を読んだらしい。

小吉は乱暴で、じっとしていることができず、衝動的であった。道徳観念も持ち合わせておらず、目の前の状況を切り抜けるため、うそをつくし金は盗む。家出もする。小吉の七歳や八歳の頃を見れば、多動症候群といってよいであろう。あるいは行為障碍との診断が現代ならばなされるであろう。きっと精神科か児童相談所に親は相談に行くに違いない。しかし、小吉の親の対処は、放置、折檻、押し込めであった。また親は、上役へは神妙な態度を示しはするものの、小吉の行動そのものを病気として扱うことがないばかりでなく、むしろ鷹揚に扱っているようであった。

『夢酔独言』に描かれている世界で注目すべき點がいくつかある。一つは、江戸時代、江戸市内の庶民の間では、貧乏旗本の子どもと町人の子どもが対等に遊んでいた、あるいは、同等に喧嘩をしていたことである。小吉の親は、子どもの喧嘩の相手が町人の子どもであっても、怪我をさせると、自分の子どもを厳しく叱っている。二つ目は、十四歳、當時は数えで年を数えたから、満で十三歳の子どもが、一文無しで江戸から伊勢まで行き、浜松までもどり、再び伊勢まで行き、それから江戸に帰るまでの四ヵ月間、生き延びることが可能な世界が、江戸時代にはあったことである。彼は乞食をしながら伊勢まで行くが、途中でなんどか病に倒れ、転落事故にも遭いながら、そのたびに助ける人が現れ、苦境を脱している。はなはだしくは自分の子どもになれとすすめて、衣食住を提供している。そうでない場合でも、乞食の少年を憐れんで、食事や金銭の援助をする。しかも、これらの人々は決して裕福な人たちではなかった。街道での日々の生活に餘念のない人々なのであった。三つ目は、禄高だけでは決して食えない貧乏旗本は、生きる糧を市井で得ることができたようなのであった。腕と才覚さえあれば、露天商の親分や刀剣のブローカーや町の顔役としてたくましく生きていける世界がそこにはあったのである。

四．放浪する山下清

江戸時代には、「障碍」ということばはなかった。そして、人々はそれで困ることはなかったのである。人々はそれぞれ、自らの力で、あるいは他人に助けられて、その社会の中で生きていくニッチを見出すことが可能なのであったように思われる。江戸時代の多くの人の記録にそのことが見える。『近世畸人傳』にしばしばそのような人の記録が残されている。例えば、いずこからともなく、ある村に現れた「位田儀兵衛」は食を乞い、あるいは雇われて口を糊塗する生活を送るのであるが、正直この上ない彼を村人ははなはだ愛し、稀代のものとたたえられるまでに至っている。「金糲斎」もまた、畸人であったようである。彼は老荘の書を講じるのを生業としていたが、ある人がある書を講じるようにと依頼すると、その書がないという。依頼者がその書を買い与えて、講義の日に訪れると、すでにその書は米に代わっていたし、客が訪れると、袴をつけたまま寝ているし、講義中に太神楽が表を通ると、書生に断ることもなく、飛び出し、子どもと一緒に太神楽の後をついて歩いたというのであった。なるほど、このような社会では、「障碍」ということばは、意味をなさないであろう。そこには、人それぞれが、自らの力で生きるすべがあったのであろう。

江戸時代は今から百五十年以上も前の時期である。明治以降の日本は近代化され、江戸の文化は急速に失われたとしてよい。だからわれわれが今を考えるとき、江戸時代の逸話を持ち出しても意義あるものでないかもしれない。そこで、もっと後の時代の例を取り上げることにしよう。山下清を例にとりたい。

山下清は大正十二年に東京で生まれた。もし、彼が生きていれば、今九十歳であり、同年代の生存者はまだ数多くいる。彼はほんの少し前にわれわれの社会に生きていたといってよい。山下清は「貼り絵」によって、日本のゴッホと言われ、リュックサックを背負って、放浪の旅を続けた「裸の大将」として、つとに有名である。後に、彼の生き方が映画になり、テレビのドラマにもなったため、今でも人々の記憶に根付いているであろう。山下清は、いわゆる正常な知能の持ち主ではなかった。式場[32]によると、八幡学園にいたころの知能検査によって測定された知能は、ＩＱ七十から八十で、軽症痴愚または魯鈍と診断されていたという。赤松ら[3]によると、十五歳のときの知能指数は七十五内外で軽症痴愚であるとされている。このときの知能検査がどのようなものであったかは、式場の文献では明記されていないが、赤松らの文献では東京児童研究所の検査とのみ記されている。當時を考えれば、ビネー式であった可能性が高い。式場は山下清が精神薄弱であったと書いている。リンズレー[22]は山下をイディオ・サヴァンの例として挙げているが、彼を自閉症とはしていない。リンズレーは直接山下に会ったことはないであろうし、ましてや山下の書いた文書を見たのでもないであろう。式場の文献を見て、そのように判断したに違いない。山下の状態を判断するのに彼の意見を重視する必要はなさそうである。

赤松らの報告[3]は、山下清が八幡学園に入所した際に直に面談した結果を書き記したものである。彼らの文献は山下が精神薄弱だけではなかったことを伝えている。そこでは、山下清を評して、「吃吶類似の發語障碍がみられる。頭蓋やや大、猫背、表情遅鈍、茫乎、動作緩慢、無口、無為」（二〇六頁）と記載されている。さらに、「自己籠居的、人と交らず家族感情を缺き、發作的興奮状態にては向う見ず無鉄砲、残忍過激である」（二一七頁）ともある。赤松らは山下の状態から彼をシゾイドとしている。さらに、戸川[36]は、山下清を、自己籠居的傾向があるとしている。戸川によると、自己籠居的とはまた自閉的といわれるものであり、それは「喜怒哀楽を少しも外に現さず、不平不満乃至欲求を語らず、外界に無関心無交渉で、じっと自分の心の中だけで生きていく性質」を意味していた。他人と一緒に遊ばない。遊ぶときには、一人で遠くに行ったり、虫をとって描いていたらしい。また、山下清には強迫的恐怖があり、偏屈な性質と盗癖があったと、戸川は記載している。また、友達を見境なくナイフで傷害するなどの狂暴な行為がしばしばあった。この狂暴については後に触れる。神野[17]は、軽度の知的障碍を伴う自閉性障碍としてとらえるのが妥當としている。村瀬[24]は、山下をイディオ・サヴァンとしての自閉症あるいはアスペルガー型自閉症であるかもしれないという。山下清はサヴァンであり、軽度の知的障碍を伴う自閉症であったと考えてよい。

赤松ら[3]は山下清を精神薄弱を伴うシゾイドとしたのであるが、現在からみれば自閉症やアスペルガー症候群と記載される症例を、彼らはかなり早くに記載していたことになる。スハレバ[33]がアスペルガー症候群と思われる症例を初めて記載し、それを児童期のシゾイドと診断したのは、一九二六年であるが、赤松らの論文はそれより十年遅いとはいえ、カナーやアスペルガーよりも早く、自閉症を記載していたことになる。また、赤松らのこの論文は、自閉症のサヴァンを記載している點で、注目しておくべき文献である。このころまでに、サヴァンについて記載した文献は二、三ぐらいしかなかったのである[9]。彼らはこの論文で、「一技能に優秀な精神薄弱児の臨床例」として二例を提示しているが、一例は山下清であり、もう一例は二十六歳の事例である。この事例は、「表情遅鈍、容貌茫乎」「無口、感情遅鈍、無為。命ずればそのことを為すが、自發性を缺き、進んで行動しない。多くは仲間から独り離れて茫然と常同的に一個所をフラフラと歩き回っている。軽度のカタレプシー及び反響言語が見出される。外的事物に対する積極的反応を現はさず、宛然、外界から遮断せられしものの如くである」（一八七頁）といった状態であった。山下清より自閉症状の強い事例であったようである。この事例はＩＱが五十二とされており、重症癡愚と判定されている。山下清は絵の方面に才能を發揮するのであったが、この事例はカレンダー計算の能力を示すのであった。これら二例を今でいうサヴァンの症例とした赤松らの論文は、十分評価に値するであろう。サヴァンを最初に記載したダウンの文献は、彼らの手元になかったはずである。

山下清は、彼の狂暴性のために十二歳のときに精神薄弱児者のための養護施設である八幡学園に入れられた。入園後もしばらくこの狂暴の突發があった。鍬で入園者に一撃を与えることがあったらしい。しかし、その後は、この狂暴性は消失し、後年彼が各地を放浪するようになってからは、そのような行動はまったく見られない。むしろ対人的には我慢強く、彼の日記の記載からは、恐怖心が強くトラブルを回避するように行動する傾向があったようである。狂暴性は、赤松らの考えたように山下清の生来性の性質ではなく、彼が置かれていた状況への反応、あるいはどうしてもそうせざるを得なかった自己防衛的行動と考えることが可能である。山下の生育歴を見るとそれが少し理解できそうである。赤松らによると、彼の父親は妓夫をしていたらしい。だが、小沢(27)によると、吉原の通いの板前であったとのことである。どうなのであろうか。その父親は、酒飲みで、彼が十歳のときに死んだ。母親は幼い三人の子どもを抱えていたので、ほどなく肉体労働者と結婚した。新しい父親は懶惰、粗暴で、しばしば妻や子どもに暴力を振るったらしい。そのために、母親は子どもを連れて、こっそりと家を出て、しばらくは隣保館での生活を餘儀なくされている。その頃の事態がどのようなものであったかを知る手掛かりとして、山下清の日記を引用する。なお、引用された日記の文は、掲載されている論文や出版されている本によって異なっている。本来の山下清の文は誤字や假名遣いの誤りが多くあり、かつ句読點もなく極めて読みにくい。そのため、掲載者や本の編集者が読者のためにと書き換えたものが、彼の文としてわれわれの目の前にある。赤松論文からの引用は、ある程度山下清の原文を窺わせるが、『裸の大将放浪記』に掲載されている文は、現代假名遣いになっているし、旧假名遣いで句読點のない彼のことば遣いがほとんど維持されていない點で、われわれには大いに不満である。山下清の家庭の事情を伝える文を次に掲げる。この文は旧假名遣いで山下清の書いたものに近い。他に資料が入手できないので、そのまま引用することになっている點をご容赦願いたい。

お父さんが仕事からかへつて来るたんべにお父さんが働いただけのお金皆んなつかつておさけばかりのんで居たのでお母さんとお父さんとけんくわばかりして居ました時々お母さんが泣く時もありますお母さんがお父さんの事をこんだからお酒をのんでわいけないといひましたお父さんがお酒をのみたくてしやうがないんですからお父さんが働いただけのお金で外でお酒をたくさんのんで来てお父さんがお母さんの事をまだお金もらつて来ないといつてだまかしてよつぱらつてけんくわばかりして居ましたお父さんがたまわにお金で少しお酒をのんで少しお金を家えもつて来ましたがお父さんがよつぱらうのが毎日毎日ありますお父さんがたまわによつぱらない時もありますお父さんがたまわに夜おそくかへつて来る時もありますお父さんが夜なかなかかへつてこないからこどもがさきにごはんたべるとお父さんがかへつて来るとしかられます(3)(二二一—二二二頁)

父親が毎日酒を飲んで酔っ払って帰ってくる。しかも働いたお金を持って帰ってこない。そのため父親と母親が毎日のように喧嘩をしている。酒を飲んで遅く帰る父親が帰ってくるまで食事ができない家庭は、暗く重苦しくやるせない雰囲気に覆われていたであろう。新しい父が来て、生活は一層悲惨さを増す。母親はこのような父親を見限り、子ども三人を連れてそっと家を出るのであった。親の喧嘩を毎日目撃し、酔った父親に叱られるといった鬱屈し、抑圧された日々が、山下清の心を不安定にしたことは予想できることである。

また、彼は学校や近所で「低能」と言われ、執拗にいじめられていた。それへの反撃とし、また自己を守るために、凶器を手にする行動に出たと考えられる。事情を知らない大人には、そのような行動が、狂暴な性質のためと映ったであろう。このあたりのことを彼の短文集から引用しておこう。なお、この文では、一般に句読點を施すと思われる箇所に、一字の空白が置いてある。(44) また、現代假名遣いである。誤字や假名遣いも書き換えてある。読者の読みやすさを目的としたものであるが、山下清の文のリズムがかなり損なわれている可能性はある。

学校へ行く時　僕は頭が悪くて　勉強が出来ないので　皆から馬鹿にされたり　ばかばかと

いって　からかわれたりして　僕はしゃくにさわって　相手をなぐりかえしたり　ぶちかえしたりして　けんかばっかりして　お友達どうしでけんかをするので　皆から気違いだと言ってからかったりした　ぼくはしゃくにさわって　すぐ人をぶんなぐったりしてしまう　四年過ぎの頃には　もう烈なけんかになって　人が僕をばかにして　色々な事を聞いたり自分の家に居た時の事を聞かれたり　変な事ばっかり聞かれたりするので　僕はすぐに腹がたって　相手をなぐる　相手は五六人以上むかって来て　僕は幾ら頑張ってもかなわないので　黒板にあるむち棒をふり回したりすれば　皆が驚いて逃げてしまって　しまいにはその棒をとられてしまって　今度はけんかをする時　どんな武器をもってやろうかと考えて居ました　少したつとやっと気が付いて　刃物でけんかをすれば　相手はけがをするかと思っておどろいてしまうので　どんな刃物でやろうかと思ったら　ないふと気が付いて　そのないふをふり回せば相手は逃げてしまうと思って　僕は安心してけんかをする　自分より強い人とけんかをする時にはないふはいいけんかの武器だと思ってしまいました　自分より弱い人とけんかをする時なぐり合いをすれば　大丈夫だけれども相手が大勢の時か自分より強い人とかその人を相手にすればその刃物で相手をけがさせてやろうと思って　脅かしだと思って　これを何回も何回もやっ

て　やっとこいつは脅かしだと思って　刃物でやっても　十人以上むかって来て　相手に脅かしだと見られたと思って　しゃくにさわって本當に相手をけがさせてしまいました　相手は泣いてしまって　とうとう先生に見つかって　うんと小言を言われてしまいました　刃物で人にきづを付けたのは　一年に五六回位だった　それで皆が僕の事を気違い気違いとからかったりして僕はしゃくにさわって　又刃物でやってやろうかと思ったけれども　先生に叱られたばかりだから少し我慢して居ました(44)（二八二―二八三頁）

刃物は喧嘩相手が大勢か自分より強い場合の武器として選択されており、何が何でも刃物を振り回すのではないことがよくわかる。自己を防御するためのやむを得ない手段だったのである。また、この手段は「刃物を持って相手をけがをさせろ」といった継父の示唆に基づいている可能性がある(44)（二八六頁）。しかし、山下清がこのような行動をとれば、それだけ一層周りの子どもとの緊張が高まり、からかいや罵詈雑言がやむことはなかった。事態は悪化するばかりであった。そして、山下清の武器はますます強力なものに変化するのである。

山下清の問題行動は狂暴さだけではなかった。彼は大食漢で空腹に耐えず、しばしば食べ物を盗んだ。多くの問題行動の対応に困った母親は、山下清を八幡学園に入れたのであった。

　山下清は、八幡学園に入園して日記を書くことと、絵を描くこと、ほどなく貼り絵をすることを、日課としておこなうよう指導された。當時の八幡学園の養育の方針は、戸川[36]によると、「人各々、天分を有する、道は自然に法ふとも云ふ。自然に與へられたままその儘を本然の姿に生かして行けば、天下に無用のものなく、だめな人間といふものは無い筈である」（三頁）という思想に基づいておこなわれていた。「厳然として親のもとに愛に満ち溢れた温かい生活、正義と愛と自由、これだけである」（一〇頁）というのが養育方針であった。そして、スローガンは「踏むな育てよ水灑《そそ》げ」であった。この場所で山下清の才能が開花し、また彼の狂暴性も次第に影を潜めるのであった。戸川[36]は書いている。「低能児教育の最大の誤りは彼等を悧巧にしようとすることである」と。

　山下清の学園での生活が彼の才能を開花させるのに最も効果があったものといえるであろう。しかし、山下清は学園に落ち着く人物ではなかった。毎日が決まり切った生活は、単調で飽き飽きするものであった。食事が与えられ、愛に包まれ自由が保障されている学園生活も、彼にとっては窮屈そのものでおもしろくなかったようである。そのことを山下[41]は次のように書く。

僕は八幡学園に六年半位居るので学園があきて　ほかの仕事をやろうと思って　ここから逃げて行こうと思って居るので　へたに逃げると学園の先生につかまってしまうので　上手に逃げようと思っていました。[41]（五九頁）

あるいはまた、

ここは田舎で東京と違って　東京では工場の煙突が煙をはくので煙にすすが沢山まざって居るし　自動車やオートバイのびゅうびゅう走ったあとのほこりと工場の煙突の煙のすすが空気と一っしょにまざって　その空気をすうと頭が悪くて体が弱い人には病気になりやすいし頭が良くならないので　乗り物の音で電車や自動車やオートバイの音がうるさいので　田舎は広々として　田や畑が有って清々して　なんの音もしないし気持ちがいいので　田舎でつかってもらおうと思って居ました[41]（六〇頁）

式場[32]は、この学園脱出行動を「彼は孤独だ。ひとりぼっちで、気ままに暮らしたいのだ。無欲で、功名心の皆無な清は、立身出生を夢にも望まない。人に命令されて働くことも嫌だ」（四一頁）から、放浪の旅が一番いいとする彼の考えによるものという。しかし、この解釈はうなずけない。先に引用した文に見るように、彼は孤独だから学園を出たのではなかったし、働きたくないから放浪したのでもなかった。要するに学園の単調な繰り返しの生活に飽きたのである。もっと別の何かがあるかもしれないという期待感が彼を放浪に駆りだす。このパターンはその後も続く。気持ちがいいことが彼にとって大切なのであった。それは見慣れない景色を見たり、穏やかな自然を見たり、そして、きれいな空気を吸うことであった。

さて、山下のその後の行方であるが、彼は昭和十五年十一月十八日に学園を抜け出し、「東京には食べる物がないので　飯は外米とか支那でとれる南京米はぼろぼろしてうまかないので　千葉県でつかって貰おうと思って居ました」(41)（六〇頁）というわけで、千葉県に向かう。方々の家に行って、食べ物を貰いあるいは小銭を貰い、東京を離れ、どんどんと千葉県に移動する。そして、馬橋の大川という家で使用人として住み込むことになる。しかし、二ヵ月ほどして、「子供がばかにして　僕のことを悪口を言ったりしますので　ここから出て行こうと思いました」(41)（六〇頁）というわけで、また方々で食べ物や小銭を貰いながら歩き続ける。その後、松戸の鍛冶屋、柏のそば屋、馬橋の魚屋、我孫子の弁當屋と転々とし、それぞれのところが嫌になると別のところに移動するのであった。最後に魚屋で一年ほど居るが、そこも嫌になり学園に帰る。最初の放浪は、十八歳の十一月から二十一歳の五月まで、約二年半の放浪であったが、これは放浪というほどのこともない。「もっといいところ」を見つけるために、千葉県の松戸と我孫子の間のわりに狭い範囲を行き来していたことが分かる。一旦学園にもどった山下清は、だが再び、学園の生活に飽きたりず、抜け出すのであった。

山下清が本格的な放浪の旅に出るのは、昭和二十三年五月である。そのときの心境は、放浪日記[42]によると、次のように記されている。

> 八幡学園に居るつもりで居たんだけれども　もっといい所が有ると思って　よくを出してあした出かけて行こうと思って　日記がすんでから出かける支度をして　いつもより早く起きて皆に見つからないようにでかけていく　出かけて行った日は五月九日でした[42]（四〇二頁）

やはり今度も、「もっといいところ」があると思って出かけていくのである。しかし、そのような場所は現実にはどこにもない。それでも、山下清はあくまでもそこを求めてさすらう。通常であれば、経験に基づいて事態を予想したり、妥協したり、あきらめたりするが、山下清にはそれがない。懲りないのである。この出奔時、電車賃を少々持っていただけであったから、乞食をしながら方々の家で五十銭や一円の小銭を恵んでもらい、二万円位の金を貯めた。馴染みのある常磐線沿いに歩いて磐城まで行き、そこから磐越東線沿いに郡山まで行く。

移動方法はほとんど歩きである。雨露を避けるため駅舎に泊まり、翌朝駅の近くの民家で朝食を乞い、ぶらぶら仕事を探すふりをして、この場所には仕事がないことを自分に納得させて次の駅に向かって歩く。夕方に辿り着いた駅の近くの民家で夕食を乞い、また、駅舎で寝る。この行動の繰り返しである。「もっといいところ」は見つからない。むしろ、このようにして歩くことが、「いいところ」なのであったのかもしれない。彼にとって、場所ではなく、ぶらぶらと自然の景色を見ながら移動することが「いいところ」なのであった。この放浪の旅は、勝小吉の東海道の旅を彷彿とさせる。様式が一致するとは、様式を成り立たせる背後の構造が一致すると考えていいであろう。江戸の人々の心根と大正から昭和初期にかけての人々の心根に通底するものがあったに違いない。山下清は、場合によっては汽車に乗ることもあったが、「汽車賃は持って居るが金をつかうのももったいない」から歩くのであった。ときに神社で雨露をしのぐこともあったようであるが、それは駅員に駅舎から追い出されて利用できない場合に限られていた。

山下清の旅は続く。郡山から東北本線沿いに引き返す。その後宇都宮から日光線に沿って日光に行く。宇都宮に引き返し、浦和、川口を経由して、一度家に帰り、だれも居ないので荷物を置いてまた出かける。「仕事をさがしに行くので　少し遊んでから仕事をさがそうと思って　はじめは遊びに行くので　どこへ遊びに行こうか歩きながら考えて居た」[42]（五二七頁）が、富士を見に行く考えにたどり着き、新宿から中央本線の電車に乗った。富士に登りかけるが、体力不足で登れないと自覚し、甲府までもどる。そこで最大の災難がまっていた。

甲府の駅舎で休んでいるときに、客が笑うのが面白いので、笑わせようとして山下清は下半身を露出させた。巡査がそれを咎め、警察署に連れて行き、市役所と協議する。その結果、手錠をかけられ精神病院に護送され、そこに収容されてしまうのであった。昭和二十五年七月八日のことであった。彼にとって病院に入れられた理由が分からない。あきらかに医師の診察がないままに入院させられている。しかも、病院の職員や彼を入院させた市役所の職員は、約四ヵ月間彼の家族との連絡を取っていない[43]。監視の人も、市役所の人も医師も彼から住所を聞いて家族に連絡するというが、一向に家族が現れない。彼はおとなしく保護室（彼によるとろうや）にいるのであるが、医師は月に一度程度しか病院に現れないし、病院に来ても「ろうや」の格子から患者に手を出させてそれを見るだけである。しかも、この医師は、山下清の絵を知っていて、目の前の格子の向こうにいる人物が実作者であることを知っていた節がある。にもかかわらず、その医師は彼の監禁を解除すべく動かない。また、風呂は月に一度程度しか入れず、食べ物はご飯が一膳程度で、おかずはふくしん漬けかこうこうであった。昭和二十五年の精神病院の状況がこのようなものであったことを証言する貴重な体験である。病院の対応は医療機関の体をなしていない。私宅監禁状況である。どうすれば病院を出られるのかもまったく分からない。カフカ的状況といってよい。不条理そのものである。だが、十一月二日に彼は首尾よく病院を逃げ出す。風呂にはいっている時に監視のおばさんが電話で席をはずす。その隙に彼はすばやく、垣根を乗り越え衣類を片手に裸で逃げ出したのであった。もし、逃げ出さなければ山下清はこの病院で亡くなっていたかもしれない。事実同じようにして収監された隣の部屋の今村さんが亡くなっているからである。病院の体制の杜撰さが、山下清の命を救ったといえるであろう。

病院を脱出した山下清は、辛くも自宅にもどり、その後学園に連れもどされる。しかし、それ以後も、放浪しては学園にもどり、旅の見聞を日記に残し、脳裏にある情景を貼り絵として描いたのであった。

村瀬[24]は、山下清の絵は幾何学模様（縦と横の構図）として残せるものを画材としている、あるいは対象をそのように描いたところに特徴があるという。山下清の旅は放浪ではなく、「行き先」と「線路」が頭にはいっていて、線路づたいに旅をしたので、一般的な意味での放浪ではないと指摘している。そうなのであろうと思われる。だがはたして彼の旅は幾何学模様であったのであろうか。まず、なぜ、放浪の旅に出るかが謎である。「もっといいところ」を求めて出かける彼には、日常の変化のない時間の流れが耐えられなかったのだろう。人は、「もっといいところ」を求める気持ちを決して放棄はしないが、一方でそのさすらいの旅の辛さや困難を自覚するが故に、また、そのようなところはどこにもないとうすうす感じているが故に出かけていかない。山下清も、放浪してそのような場所を見つけたわけでもない。旅の反復が、彼の生活のパターンだと思っていいのかもしれない。彼にとって、移動し続けることこそが、実感として生きることなのであった。

彼は、こうなると駄目だからこうしようといった思考過程を働かせない。それ故彼のことばは感覚に触れた率直なことばとなる。彼のことばや行動には、世間の常識や周囲への配慮、さらには自己の立場への配慮が全くといっていいほどない。山下清の思考法の一つは、決して未来から現在を見ることがないといったものであるように思われる。いつも現在という時制での判断で行動するのであった。

こざかしさや功利性に占有されてしまった現代人の思考にとって、山下清のことばは頂門の一針となるのであった。深沢七郎との対談録(7)がある。『楢山節考』は、姨捨の物語であるが、その小説の作者である深沢七郎が対談の相手であることを、前もって知らされていた山下清は対談の開口一番、「年寄を捨てるってのは、どうやって捨てるのかな、ゴミのように捨てるみたいに、やっぱり」と質問する。挨拶をしてからと思っていた深沢は、挨拶に困って、たじろいでしまうのであった。そして、山下清はこの質問に納得する答えが得られないため、対談の中で再三、「ゴミのように捨てるかどうか」を話題にしている。深沢やほとんどの人々は年寄が人里から排除されることを捨てると表現したのであるのだが、山下清にとっては、人を捨てるとはどのようにするのかが問題なのであった。捨てるということばの喩ではなく、捨てる行為の様相に彼は興味があるのであった。これが山下清のもう一つの思考法であり、一般に字義通り性といわれている思考の範疇に入るものなのであった。この何のはからいもない事実そのものの思考法を前にすると、深沢七郎でさえ、平身低頭なのであった。

山下清は八幡学園に収容されることによって、彼の才能を開花させることができた。また、彼の性格と思われていた行動パターンも変化し、人々への信頼感をはぐくんだことによって、彼の狂暴性や盗癖は跡かたもなく消えた。これは環境が自閉症者によい影響を与える格好の事例である。しかし、この才能というものは、微妙なもので、それが置かれた環境によって、開花する場合もあれば、衰微してしまう場合もある。われわれは、後者の例を少なくとも二つ知っている。一つの例は、双子の物いわぬカレンダー計算者の話である。彼らはある精神遅滞の収容施設にいた子どもである。彼らは双子であって同じ施設に収容されていたが、一方が六歳から、もう一方が九歳からカレンダーに興味を持ちだし、人に問われるとある年のある月のある日の曜日をたちどころにいうことができた[11]。双子は他の人たちとほとんど交流がなく、自閉的であったが、二人の間では何らかのコミュニケーションがあったらしい。サックス[29]はこの子どもたちのふるまいをゆっくりと仔細に観察した。そして、ある日、彼らの坐っているテーブルからマッチ箱が落ちて、中身がこぼれた。彼らは同時に百十一と叫んだ。そして、双子のうちの一人が三十七とつぶやく。すると、もう一人が同じ数を口にする。そして、最初の方がもう一度三十七という。その後しばらく沈黙が続いた。サックスが落ちたマッチを数えると驚くべきことに百十一本あった。彼が双子にどうしてそんなに早く数えられるのかと尋ねると、彼らは見えたのだという。また、サックスが尋ねる。なぜ、三十七と、しかも三回もつぶやいたのかと。彼らは二人して、「三十七、三十七、三十七、百十一」と答えるのであった。また、あるとき彼らがひそかな笑みを浮かべながら、六桁の数字をいい合っているのを、サックスは目撃する。サックスは家に帰って、彼らが口にしていた数字が何かを調べた。驚くしかないが、それは素数であった。彼らは素数をいい合っていたのだ。次の日、サックスは彼らのゲームに加わり、彼らに八桁の素数を示す。しばらく沈黙していたが、三十秒ほどして、二人は突然笑い出し、そして、次に九桁の素数、十桁の素数を口にするようになり、最後には二十桁の素数をいうようになったのである。それが彼らの唯一の他者とのコミュニケーションの方法であり、遊びでもあり楽しみであった。しかも彼らはいわゆる算数の計算ができなかったといわれている。

その後施設の関係者は彼らが二人でいると、他の人との交流を持たないとの理由で、彼らを別々に他の中間施設に移した。そして、そこで、彼らに熟練を必要としない仕事を与えたのであった。彼らはその仕事を覚え、小遣い程度のお金を得ることができるようになり、バスにも乗ることができ、身の回りを少しの援助で清潔にできるようになった。しかし、それとともに、彼らの特異な計算能力は消失していったのであった。社会化とはこのような事態でもあることを、われわれは頭の片隅に置いておいてよい。

もう一つはナディア(31)の物語である。ナディアはウクライナからの移民の子どもで、一九六七年にイギリスのホッティンガムで生まれている。九ヵ月で数語を話したが、その後ことばが消失し、二歳で麻疹に罹った。以後情緒的には孤立状態にあった。無気力で感情を外に表さなかったらしい。外部から観察する限り自閉的であった。この子どもが三歳半ごろから、なんの練習もしないのに、突然優れた描画能力を発揮するようになった。六歳ごろにようやく十語位を發するようになり、六歳半で二語文もいうようになった。この頃、反響言語も見られたらしい。この頃でも指示には従わなかったという。七歳で自閉症の学校に入学し、その頃からことばを自發的に話すようになった。また、八歳で簡単な加減の計算ができた。言語能力が發達し、計算能力も身についたが、一方で、この頃までに、彼女の描画スキルは著しく低下していった。彼女の躍動感あふれる馬の絵は、平板で稚拙な級友の女の子の顔の絵に変化してしまったのである。

素数の双子やナディアのように、一度保持していた能力を、何かの代償として、失うことは、例外的であるとトレッフェルト[35]はいう。ではなぜそのような事態が生じるのであろうか。ある種の能力の發達が、別の種類の能力の衰弱をもたらすことがあるらしい。われわれは、近代社会で生活し、近代的な能力を身に着けることで、ある種の能力を放棄しているのかもしれない。ジェインズ[15]は、古代の人々は神の声を聞くことができたが、文明の發達に伴って、その能力を失ったと論じている。このことを大胆に敷衍し、自閉症のさまざまな症状は決して変化しないのではなく、大いに変化しうること、さらにそれらが、環境によって生じる可能性を考えてみることは、あながち無駄ではないであろう。例えば、自閉症の反復常同的行動は、自閉症の対人—コミュニケーション障碍と関連していることを示す実証的基盤がないから、自閉症の診断基準からはずすような提案が行われている。[23]自閉症の常同症は、実は自閉症に固有の症状なのではなく、彼らの持つ何らかの困難と環境との相互関係で形成された二次的な症状なのかもしれない可能性を、われわれは念頭に置いておかねばならない。このことは後に考えてみよう。

特有の対人関係様式を有する自閉症の人々も日々生きているのであり、當然ながらその生活様式は彼らが置かれている人々との相互関係によって決まる。われわれは彼らの能力の特異性を見極め、その才能を開花させうるような環境を見定め、保証せねばならないのであろう。そしてまた、彼らが独自に生きるニッチを、今こそ作り出さねばならないのである。このことがまた社会の柔軟さや豊かさを生み出すことにもなるのではないだろうか。

第二章　サヴァンのきらめき

一．はじめに

風が吹き、空が暗くなり、雨が降る。雲が切れると日が射す。乾いた土地に雨が降ると慈雨であるが、暴風が吹き雨が烈しいと、川が溢れ、木々が倒れ、田は水没し、この雨や風は嵐として忌み嫌われる。われわれは刻々と変化する自然に素早く対応しなければならない。視覚に含まれる情報のほとんどは不連続性なのである。[35] 変化を把握せねばならないだけでなく、変化の様式を知らねばならない。そのためには感覚だけでなく、知性を必要とする。

だが、われわれが対処せねばならないのは、自然環境だけではなく人間的環境もあるのだ。他者とのコミュニケーションを維持するために、他者の行動の背後にある意図を読み、次の行動を予想しなければならない。それには、自然に対処する知性とは違った知性を必要とする。バロン-コーエンは前者の知性を民衆物理学、後者の知性を民衆心理学と呼んだはずである。[2] 確かにわれわれはいくつかの種類の知性を所有しているらしい。

「目的に合うように行動し、合理的に思考し、自分の環境を効果的に処理する総合的な能力」を知能と定義したのはウェクスラーであったらしい。[87] しかし、知能のこの定義が、すべての研究者に是として受け入れられてきたわけではない。知能をどのようなものと考えるかには、多くの立場があるようで、いまだに統一された定義はない。もっとも、知能を抽象的思考とみる立場、学習能力とする立場、環境に対する適応能力とみる立場の三群に整理できるらしい。[20] しかし、別の考えも成り立つのであり、創造性も知能の一つとする立場もあってよいであろう。

現在知能は知能テストによって測定される慣習になっているが、一般に知能と考えられている能力、例えば知能犯という際の知能は、知能テストで測定されうるものではない。知能テストの基礎を築いたビネーはビネーとシモンのテストの改訂版を一九〇八年に公表した際、「このテストは子どもを『段階的に分ける』ために選んだ特殊な申し合わせに依存するものであり、また特殊に選んだテスト項目に依存するものであり、さらに特殊な態度や未知の要因が結果に影響を与えるだろうから、かなり便宜的なものである」と述べた[84]（二一〇頁）。ウォルフ[84]によると、ビネー自身の関心は知能の多様な形式を研究することにあり、またその性質や發達を研究することにあった。彼は統計的な研究や形の整った理論にそれほど興味を持たなかった。

子どもの能力に適した教育を行うために、子どもを段階的に分ける目的で作成されたテストが、しかし、アメリカに渡ると、人々を分類するための道具となった。ゴッダードは一九〇五年にヨーロッパを旅行して、ビネーとシモンの知能テストを知る。彼がこれを道具として使用することにより精神薄弱の範囲が著しく拡大することになる。彼はこれをアメリカに持ち帰り、人々の能力を測定する道具として利用し、精神薄弱に「白痴」や「痴愚」に加えて、「魯鈍」を包含させた。さらに、彼は優生学に基づいて精神薄弱を社会悪と結びつけた。このテストによって、当時のアメリカの精神薄弱者対策委員会は白人男性の四十パーセントが精神薄弱者だと断定したのであった[81]。ビネーが、子どもへの適切な教育を模索するための一手段として作成した技法が、人々を分類し、さらに社会秩序維持のための手段となったのである。

二・サヴァンの出現

その後、知能がどのような知的機能で構成されるかも、研究の対象になった。スピアマンは、知能を構成する因子が、一般知能因子と各種検査ごとに働く特殊因子に大別できるとした。いわゆるg理論(29)である。これに対し、ギルフォードは知能の構成因子を三次元に分類し、それぞれ四種類の内容と五種類の知的操作と六種類の形式の因子からなるものと考えた。知能は百二十因子によって構成されていることになる。しかし、これらの因子によって構成されるものは、あくまでもポスト・ホックな思考の産物なのであって、創造性の評価や表現能力はもとより、まだ明らかにされていない能力、例えば心の理論能力などは考慮の外に置かれている。ありていにいえば、ゴッダードの流れを汲む人々の定義する知能が、現行の知能テストによって測定されたものにすぎないのである。

さて、一般的知能という概念は実際には存在していなくて、われわれの知的活動は、多くの知能の複合体であると説いたのはガードナー(12)である。さらに、脳の活動はモジュールであると論じたのはフォーダー(9)であった。そのことを如実に示すのが自閉症であり、もっと顕著に示すのがサヴァンであるかもしれない。自閉症の知能を考えてみたい。

三．自閉症の知能

自閉症の子どもの知能テスト結果では、下位テスト間の評點の幅広い散らばりが見られる。彼らは、一般的には視空間課題や細部への注意および機械的記憶の課題ではよい結果を示し、言語や抽象的推論や統合や継時的処理を必要とする課題は苦手である(55)。積み木課題やレーベンのマトリクスの評點が高いことが知られている(5・67)。ただ、これはあくまでも一般論であって、この傾向がすべての自閉症児者に見られるのではなく、例外はもちろんある。そして、注意しておかねばならないのは、これらのデータが、自閉症児に施したある知能テストの結果をそれなりに総体として示しはするものの、自閉症児の示す特徴的知能を決して説明するのではないことである。むしろ、知能テストの領域外にある知的活動こそが、自閉症の知能を如実に示すかもしれないのである。

自閉的知能という独特の知能を自閉症児が有すると説いたのはアスペルガー(1)であった。アスペルガーは、彼が診察した子どもたちは「自發的に想像することができ、そして独自のものでしかありえない。人から習ったものはわずかしかなく、教えられたことを機械的にすることは難しく、おとなや先生から知識を学ぼうとする気を起こさない」(五五頁)と述べ、「自閉症児たちが外界の諸物、諸過程を新しい見方で見る能力を持っている」(五六頁)と主張した。一般の知能テストでは測定できない知能のあり方を自閉症児が示すからであった。では、自閉症児の示す特有の知能とはどのようなものであるのか。

知能の特異な現れは昔から興味が持たれていたようで、一七八七年のドイツの雑誌には、特異な能力を持つジデディア・バクストンという五十歳の男が、一七五〇年に生存していたことが記載されている。(10) この男は十分な教育を受けておらず、自分の名前も書けなかったが、空で三十九桁の数の二乗を計算したらしい。一七八九年にはベンジャミン・ラッシュが、数を数える以上の算数が理解できなかったトーマス・フラーのことを記録した。(80)この男は電光石火の計算能力を持っていたといわれている。彼は七十年十七月十二時間を二分半で秒に変換した。(56)計算能力は教育とは関係なく出現するらしいのであった。フラーは十四歳のときに奴隷としてアフリカからヴァージニアにつれてこられたのであるが、彼の知能検査や臨床記録は残っていない。しかし、彼は重度の知的障碍であったことは確かなようで、また学校教育も受けていなかった。(77)彼はサヴァンといえるであろうが、自閉症であったかどうかは不明である。あとで触れるが、数だけではなく絵画や音楽の領域でも、特異的な能力を発揮する人々がいる。これらはことごとく知能テストでは測定できない能力である。

サヴァンという用語を最初に使用したのは、ダウン症候群の発見者であるダウン(8)であるらしい。(40・76)ダウン(7)は彼が發見し、のちにダウン症候群と命名される病態をモンゴリズムと称したように、當時イギリスに流行していた社会的ダーウィニズムに基づく人種的偏見の持ち主であった。しかし、それとは別に、彼はすぐれた観察者であった。このことは彼のダウン症の記載を見ればわかる。彼は、一八八七年に精神遅滞でありながら、特異な知能のひらめきを示す症例を十例提示した。[78・79] そして、そのような状態を、イディオ・サヴァンと命名した。「白痴」という名詞と賢者であるという形容詞よりなる造語は、矛盾した意味合いを含んでいる。このことばが醸し出す洒脱さが彼には気に入ったのであろうか、それとも実態を適切に表現することばとして、愚直に選んだのであろうか。多分前者なのであろうが、いずれにしても、サヴァンが学問の世界に出現したのである。ただ、そのような用語を使用していないが、それ以前に同じ状態はすでに記載されていた。一八六六年の「天才的な白痴」について論じたセガンの論文である。[77] さらに一八九一年にはアイアランドが、そして一九〇九年にはウィッツマンが症例を記載している。[77] このように、ポツリポツリと症例の報告はなされていたが、このまれな状態は、しばらく本格的な研究の対象になることはなかった。ダウン以後にサヴァンの症例を本格的に報告したのは、トレッドゴールドであり、彼は一九一四年に出版された精神遅滞の教科書の中で、絵や言語能力や記憶さらに音楽能力や算術計算といった能力を持つ者を記述した。[16・77] トレッドゴールドの教科書は一九〇八年に初版が刊行され、その後版を改め、八版が一九五二年に出版されたが、その年に彼は死亡している。イギリスではこの本はよほど評判が良かったのか、彼の死後にも息子が九版を出版している。[75] その九版では、トレッドゴールドのサヴァンに関する記述は簡素化されて、附録として、巻末に掲載されているにすぎない。それを見ると、絵や木材を用いた船の模型の製作に巧みであったプレンのことがやや詳しく載っている。ところで、この九版では、筆者が見ることのできた四版[74]にはない章がある。それは第十一章で、そこには関係形成の障碍とされて、自閉症が記載されている。一九五〇年代自閉症は精神遅滞の一形態として扱われていたことがわかる。その後、サヴァンは二十例ぐらい報告されるようになったが、この状態に注目が集まるようになったのは、ホルウィッツら[19]の双子のサヴァンの報告、ホフマン[21]の報告、さらにヒル[16]のサヴァンの示す能力の分類についての考察がなされるようになってからである。

四．サヴァン概念の変遷

研究が進むにつれて、ダウンの造り出した用語に修正が加えられるようになる。一つは、用語そのものの改変である。「イディオ・サヴァン」という用語に含まれる「イディオ」は「白痴」

を意味し、それは差別的な用語であり、使用すべきではないとの提案がなされた（例えば、リムランドら[60]）。そして、この用語は使用されなくなる。その代わりに、リムランドらはサヴァンという用語がいいであろうと提案している。最近ではサヴァンとかサヴァン症候群という用語が用いられている。なるほど、この新しい用語は、差別的ではなくなったであろう。しかし、ダウンに新たな造語を強いた知能の矛盾した状態への驚異の感情は、サヴァンの用語から消え失せていったのであった。また、真の驚異的な知的機能の發現は、自閉症によく見られるものの、少数の精神遅滞者や少数の正常な知能の持ち主さらに、ごくごくまれな真の天才にも見られることから[59]、「イディオ」という用語は、そもそも妥當性を欠くものであるのかもしれない。ある事象が研究され、その対象が拡大するとともに用語の変更あるいは改変がなされるのは當然である。自閉症もそのような改変の対象であるだろう。

　用語がサヴァンとなることによって、ダウンが自らの造語に附与していた意味も変化することになる。リムランドら[60]は、サヴァンを、精神遅滞でない人に期待されるスキルより優れたスキルを、一つあるいはそれ以上を示す精神遅滞者と定義した。ヒル[18]も同じような定義を提唱している。一方L.K.ミラー[40]は、サヴァンには二つの意味が含まれるであろうと述べている。一つは、ある領域で、基準以上のすぐれた能力を發揮することであり、もう一つは、全体の機能と發揮されるすぐれた能力の間に一定の乖離があることである。そして、その個人の知的機能レベルと比較してすぐれた何らかのスキルを示す者をサヴァンと定義してはどうかと提案した。ここでは、ダウンが念頭に置いた「白痴」の概念がほぼ洗い流されていて、本人の知的能力のレベルは不問にされている。そして、他との比較ではなく、自己の内部の諸能力の間の比較が重視されている。L. K. ミラー(40)が述べるように、サヴァンの定義を、例えばある個人が持っている能力の中で特定の能力が、一標準偏差以上のものとするのであれば、これはダウンが記述したイディオ・サヴァンという概念からはるかに隔たることになってしまうであろう。そしてこの状態をサヴァンというとすれば、それに該當する者の数は著しく増加することが予想される。しかし、アスペルガー症候群など、知的障碍のない自閉症の存在が明らかになると、イディオ・サヴァンに含まれるイディオは影を潜めざるを得なくなるようである。だから、われわれはダウンが目にした現実とは違った事態に遭遇しているのであり、新しい概念を必要とする。

事実、オコナーら(46)は、少なくとも軽度の知的障碍があり、しかし、ある領域での正常な学力を有するかあるいは美術の能力を水準以上に示すものをサヴァンと呼んだ。この場合知的障碍とは、あくまでも現在流布している知能検査によって測定された知能を基準にして、判定された状態であることに注意しよう。もっとも、オコナーらの定義では、サヴァンとするには、「白痴」ではないものの、何らかの知的障碍の存在が前提になっている。しかし、自閉症がこの領域に闖入すると、オコナーらの定義では対処できなくなる。後に触れるように、サヴァンは自閉症に多く見られる状態であり、自閉症では知的障碍を有しない者がいるからである。現在自閉症はいかに病状が軽度であれ、また知的障碍がなくても、神経發達障碍とされている。そこで、さまざまな神経發達に関連する領域の中の何らかの障碍がある状態、例えば自閉症などの障碍を有していて、しかも特異な能力を示す者はサヴァンと呼ばれる可能性がある。すると、いわゆる知的障碍がないにもかかわらず、ある特定の領域ですぐれた知的スキルを発揮する人をサヴァンと呼ぶべきとの要請が現れることが予想される。事実、ヒートンら(14)は、知的に高いサヴァンは実際に存在するので、サヴァンと呼ぶには、知的レベルではなく適応レベルに問題があることとしようと提案している。自閉症は知能が高くても適応困難であるからである。しかし、適応するかどうかには、社会環境要因が関与することでもあり、これは直接サヴァンの定義と関係ない。ヒートンらの提案は、社会的状況を無視しており、どこか弥縫策めいている。

トレファート[79]は、サヴァンを二つに区分している。一つは有能なサヴァンである。これは、有している特別な能力が音楽や美術やその他で顕著であり、しかもその能力は通常単一の領域において発揮され、しかもその人の全体的な知的障碍に対比すると著しいと考えられる人である。もう一つは、驚異的サヴァンである。これは知的障碍がなくてもよいが、目を見張るほどの特別の能力を有している人を意味する。彼によると後者は多分現在世界で百人以下しかいないとのことである。L.K.ミラー[41]もやはり、驚異的サヴァンの概念を提唱している。もっとも、これらの定義は次々に現れる新しい現実に対応して、改変を餘儀なくされた結果であって、「有能なサヴァン」と「驚異的サヴァン」の区別が質的な区分でないのは當然のことである。われわれはいろいろな能力がどのように出現するのかについてまったく何も知らないでいるし、またそれぞれの能力の相互関係も知らない。人間には一般的な知能があるといった曖昧きわまりない暗黙を人々は共有している。しかもいろいろな能力は一般的な知能と大いに関連していて、一般的な能力が低ければ、ある特定の能力も低いと常識的には考えられている。ところが、そのような一般的知能とは別個に、まれにある個体に特別な能力が出現する場合がある。そのような例がサヴァンと考えられているにすぎないのである。われわれが能力とは何かをもっと知るようになれば、「サヴァン」の概念も消失するのかもしれない。

サヴァンとは何か。さしあたってサヴァンを定義しておこう。われわれは、与えられた環境の中で、それに対応して生きている。そのとき、その環境への個体の側からの対応の仕方の一般あるいは平均が生じる。それを知的能力というならば、それは多少の凹凸を有しながらも、距離を保って見れば、ほぼ平面をなしているであろう。その平面から、突如鋭い針のような能力が屹立する場合がある。その現象をサヴァンという。ヒートンら(14)は、サヴァンの能力は領域特異的であると述べている。この能力は直面する環境に対応できる能力である場合もあれば、そうでない場合もある。ただ、それは、能力である限りは、何らかのまとまりをもった持続性のある活動であるだろう。そして、それはその個体にとって何らかの意味をもっているだろう。最初にことばを發した個体や、最初に計算をした個体、あるいは馬に乗ったり車輪を作り出したりした個体は、サヴァンといわないのであろうか。

五．サヴァンの出現率

サヴァンはまれであるとはいったが、どれぐらいの頻度で出現するのであろうか。ヒル(17)は、イディオ・サヴァンの出現率を調べるために、三百の精神遅滞者の収容施設に質問状を郵送し、そのうち百十一の施設から返事をもらった。回答に含まれた人数は、九万人だったらしい。その中でイディオ・サヴァンと考えられたのは五十四人で、出現率は〇・〇六パーセントであった。つまり、精神遅滞者の約二千人に一人がイディオ・サヴァンのスキルを示したことになる。ただ、この論文では、イディオ・サヴァンの定義が曖昧であり、また約三分の一の施設からしか返事がなかった。さらに、この研究は施設に入所していない人を含まない調査である。そこで、実際にはもっとイディオ・サヴァンはいるかもしれないとヒルは述べている。不思議なことに、この論文ではイディオ・サヴァンの定義が明記されていない。

一方、リムランド(59)は彼の主催する研究所に登録されている五千四百人の自閉症児者を対象として、親による評価を収集した。それによると、五百三十一人（九・八パーセント）がイディオ・

サヴァンであったと報告している。ヒルの調査とリムランドの調査を合わせると、自閉症ではイディオ・サヴァンの出現率が著しく高いことが分かる。一般の知的障碍者と比較すると、約百六十倍も多く自閉症に出現することになる。しかし、ヒルの調査対象には、自閉症がどの程度含まれていたかが示されていないので、この単純な比較は正しくないのかもしれない。もし、ヒルの調査した精神遅滞者の中に自閉症が含まれているとすると、自閉症におけるイディオ・サヴァンの一般の知的障碍者に対する比率はもっと高くなる可能性がある。

サロヴィータら(63)は、フィンランドの精神遅滞のための施設に質問紙を郵送してサヴァンの頻度を調べている。その結果三万千三百人のうち四十五人がサヴァンであることが判明したとのことである。これによると、サヴァンの頻度は〇・一四パーセントとなり、精神遅滞におけるサヴァンの出現率はヒルの調査した結果よりも二倍以上高くなることになる。それでもサヴァンの存在は極めてわずかであることが分かる。

最近になってハウリンら(23)は、一九五〇年から一九八五年にモーズレイ病院を受診して、自閉症と診断された百三十七人の状態を調査した報告をおこなっている。彼女らは、診断された當時に、三歳から十六歳にかけての年齢であった者を追跡し、平均二十四歳になったときに親に調査をおこなっている。親の報告によって、その子どもたちが特異な認知スキルを有しているかどうかが評価された。それによると、三十九人（二十八・五パーセント）がサヴァンに該当したという。さらに、二十三人（十七パーセント）が、何らかの特異な認知スキルを持っていた。サヴァンに該當する者と何らかの認知スキルを持つ者には重なりがあるので、全体として、三十七パーセントがサヴァンスキル、あるいは特異な認知スキルを持っていたという。これによると、自閉症の三分の一がサヴァンを含めた特異的な認知スキルの持ち主であることになる。定義にもよるであろうが、新たな調査では、サヴァンは自閉症の場合でも、リムランドの調査より三倍以上の出現率であったことになる。一般人口では、サヴァンはきわめて少なく、また精神遅滞全体でも少ないので、自閉症にこそサヴァンが多いことは否めない。さらにいえば、自閉症こそサヴァンとの特別な繋がりを有していることになるといえるであろう。

一方で、サヴァンの能力があるからといって、社会生活に有利かどうかは難しい問題である。発揮される能力は、現実的な職業と直接関係のないことが多い。後述するが、カレンダー計算スキルや特異な領域の記憶はほとんど生活能力と関係しない。ハウリンら[23]の症例のうち五人だけが、サヴァンスキルを利用した職業に就いていたとのことである。

六・サヴァン能力の種類

自閉症でサヴァンが多く見られる。それではこの特異的な状態がどのような種類のものか、そしてそれは単一のものか、混合的なものかが、次に問題になる。さらに、このようなサヴァンの状態はどのような基盤によって生じているのかが、解明されなければならない。リムランドら(60)は百十九人のサヴァンの能力を分類しているが、それによると、音楽的サヴァンが六十三例、記憶のサヴァンが四十八例、美術のサヴァンが二十三例、数学のサヴァンが十七例、機械の扱いが得意なサヴァンが十四例、そして、特異な知覚が四例あった。先に述べたサロヴィータら(63)の調査では、カレンダー計算が六十二パーセント、記憶が二十九パーセント、美術が十三パーセント、音楽が七パーセント、機械の扱いが四パーセント、数学が二パーセントであり、二つ以上の能力を有する者は十六パーセントであった。これらの調査によると、カレンダー計算能力が、かなりの割合を占めていることが分かる。これらの調査に見られるように、特異な能力を複数有するサヴァンもいる。C.C.パーク(50)の娘であるエリーは数学的な能力と絵画の能力を合わせて有していた。ワレイスら[83]はカレンダー計算と絵画に長けたサヴァンを紹介している。映画『レインマン』のモデルになったキムは、カレンダー計算ができるだけでなく、とてつもない記憶能力をもっている。彼は一度見た本の記述内容をことごとく記憶するのであった[52]。

トレファート[76]は、サヴァンの能力を、計算能力、記憶能力、芸術能力、カレンダー計算、音楽能力、地図記憶力に区分している。ここで列挙されている能力を見ていると、言語的能力以外の領域で、サヴァンは能力を発揮するようである。自閉症は一般的に言語に障碍を有することを前提にすると、この報告は納得できそうである。だが、実態は必ずしもそうなっていないのである。詩を書くサヴァンがいる（例えば、セリン[66]、イヴァースン[30]）。オコナーら[47]が紹介したクリストファーは水頭症による脳の損傷を受け、てんかんも合併している精神遅滞児であったが、二歳で英語を読み、四歳でフランス語が読めるようになり、十七歳で、フランス語、ドイツ語、スペイン語の高等学校卒業資格を得たとのことであった。彼は軽度に自閉的で、強迫的であったらしい。ジェンセン[32]は学校に通わず、正式な教育を受けていなかった、素早い計算能力を持つインド人の女性を紹介している。彼女は三歳で数に興味を持ち、五歳で二乗根の計算ができたらしい。その後三乗根や九乗根の計算も素早くおこない、カレンダー計算もできたらしい。さらに、彼女は英語を話した以外に、他のいくつかの言語も話せた。もっとも彼女の知的レベルは平均的であったようで、かつ自閉症ではなかった。自閉症でなくてもサヴァンが見られた例である。トレファートが挙げた能力の領域でスキルを發揮するサヴァンが多く見られるのは事実としても、それ以外の領域でのスキルを發揮するサヴァンが少数ながらいるのである。このように見ていくと、人間の能力は統合されて機能しているとはいえ、いろいろなモジュールの綜合によりなっており、ときにはそれぞれのモジュールが突出して機能する場合のあることが分かる。さらに自閉症であっても、障碍されている領域、あるいは得意な領域が、それぞれの個人によって違っていることも分かる。知的機能の面では自閉症は均一なのではなく、雑多なのである。自閉症の知的機能の研究が一向に進まない理由の一つは、ここにあるのかもしれない。

七．サヴァンの成立の要因

なるほど、サヴァンはまれにしか見られない現象であるが、なぜ自閉症によくサヴァンが出現するのであろうか。この設問については、さしあたって二つの疑問が提出可能である。一つは、サヴァンはなぜ限られた特定の能力を示すのかということである。もう一つは、それらは脳の機能とどのような繋がりがあるのかということである。一つ目は認知心理学的レベルの問題であり、二つ目は脳の生理学的レベルの問題である。もっと本質的にはある特定の機能はどのような脳の神経細胞の機能あるいは神経細胞の相互作用の現れであるか、つまり脳が計算し表象するとはどのようなことかが解明されねばならないのであるが、この問題は現時點では、はるか先に設定されざるをえないであろう。

さて、サヴァンが一番多く發揮する能力はカレンダー計算であるらしい。[63]また、カレンダー計算は非実用的で、もっとも異様なものであり、[53]さらに一見すると局所的な能力のようなので、研究対象となりやすいと思われるのであろうか、今まで一番多く研究されているサヴァンスキルである。このスキルについての研究を概観してみよう。

カレンダー計算スキルとは、ある年のある月のある日が何曜日であるかを瞬時にいい當てるスキルのことである。これがどのようにして可能であるかについて、多くの研究者はそれぞれの假説を立てている。ホルウィッツら(19)は、前章で述べた双子の自閉症児のカレンダー計算スキルを紹介しつつ、持続的な練習と記憶および直観イメージがこの特殊なスキルを發展させたと述べている。直観イメージとは見たままを記憶しておくスキルのことである。ホルウィッツの考えを基にすると、記憶に優れている者が、何度も練習し、その結果を記憶することで、このスキルが生み出されるのである。しかも、カレンダーを見たまま直観イメージとして記憶する能力が必要とされている。なるほど、この假説はもっともらしく聞こえる。ところがこれに対する反証がある。全盲のカレンダー計算スキルを示すサヴァンがいるのである(77)。全盲のサヴァンができるだけ多くのカレンダーを見ることはできない。見たこともないものを見たまま記憶できない。直観イメージ説では、このカレンダー計算スキルを説明するには無理がある。

ホフマン(21)は、十三歳のカレンダー計算のスキルを持つ子どもを紹介している。彼はその子どもが極端に孤立しているために、暗算や機械的記憶の技術を自己学習するようになり、また外部からの刺激がないため、そのような学習に没頭できた結果、このような特殊な能力を持つようになったという。しかし、この説では、サヴァンがなぜ、カレンダー計算を学習の主題として選んだかが明らかにならない。サックス[61]はホルウィッツらが紹介した双子の自閉症児がカレンダー計算スキルを發揮できるのは、彼らの脳に貯蔵されている巨大な記憶のタペストリーがあるからではないかと述べている。この説は一種の記憶能力を前提にしているのであるが、ただ、カレンダー計算スキルの驚異は、今まで経験したことのない、つまりは記憶していない年代の日にちの曜日をいい當てることにある。だから機械的記憶によっても、このスキルは説明できないのである。事実オコナーらの一連の実験結果からカレンダー計算スキルは機械的記憶によるものでないことが明らかになっている。彼らは、カレンダー計算スキルは年齢によっては向上しないこと[48]、さらに計算する年代が現在から遠く離れるほど反応時間が増加し、また誤りも増えることを示した[15]。ハーメリンら[15]はこれらの実験結果を踏まえて、サヴァンは何らかの計算のルールを獲得するようになったのであろうと述べている。

トレファート[77]は、「サヴァンのカレンダー計算者の大半に共通するのは、大脳の中に前例を基盤にして無意識のうちに計算するアルゴリズムができあがっていることである」（九四頁）と述べる。

彼もまたサヴァンの計算能力が記憶や直観的イメージによるのではなく、獲得されたアルゴリズムによると考えている。これはオコナーらの見解と軌を一にする。だが、そういったからといって、このスキルの実行について何かが説明されたわけではない。直観的なイメージの記憶の想起でないとすると、月日の計算をしていることになるのであるが、計算にはアルゴリズムが前提となるからである。だから、それがどのようなアルゴリズムであるかが示されねばならない。カレンダーでは月や日や曜日の現れ方に一定の法則がある。「たとえば、十三日はどの月でも、その二日後の曜日がその月の一日の曜日だ。また、一月と十月、九月と十二月、二月と三月のように（閏年は例外として）、数字の動き方が同じ場合がある（二月一日と三月一日は同じ曜日）」[73]（一九頁）。ハーメリンら[15]はグレゴリオ暦に見られる三つのルールについて述べている。一つは閏年ではない年には、ある月のある日は他のある月の同じ日と同じ曜日になる。例えば、四月と七月、九月と十二月などである。二つ目は、ある世紀内では、二十八年ごとに同じ月、日、曜日の年が来る。三つ目は、閏年でない年では、ある年のある月のある日の曜日は、翌年の同じ月の同じ日の前の曜日になる。つまり、ある年の三月一日が金曜日だとすると、翌年の三月一日は土曜日になる。サヴァンはカレンダーの曜日に興味を持ち、繰り返しカレンダーを眺めて、このようなアルゴリズムを知るようになるというのがトレファートらの考えである。

プリングら[53]は、それまでの研究を振り返り、カレンダー計算スキルを説明するために、次の四つの説が提出されたと述べている。一つ目は、カレンダーの視覚像による説明である。すでに述べたように、この説は全盲のカレンダー計算スキルを持つサヴァンが存在するのであり、またそれまで経験したことのない年代の計算も可能であることから、却下されうるであろう。二つ目は特別な起點となる日の記憶である。その起點の日の記憶とそれを介して、指定された日の曜日を計算するということなのであろう。これは、ルールの發見と一体のものであろうが、この説だけ取り出してもあまり意味はなさそうである。三つ目は、絶え間のない練習によって蓄積された機械的記憶である。これはすでに述べたように、オコナーらの実験によって否定されているといってよいであろう。四つ目は曜日を算出する計算の過程の一部として、カレンダーの規則を使用することである。プリングらは、カレンダー計算スキルを持つサヴァンは、対照者と比較して、短期記憶ではなく長期記憶にすぐれているものの、これだけではカレンダー計算スキルの存在を説明できないと述べている。彼らはカレンダー計算のスキルの發達には反復練習とそれによるルールの發見が必要なのではないかと述べている。ドゥアンヌ[6]は、計算の才能は狭い領域だけに病的に集中し、帰納的にアルゴリズムを獲得することによって發揮されると述べている。カレンダー計算スキルの發達が、ルールあるいはアルゴリズムの發見と関連するとする説はそれなりに説得力があるようである。

オコナーら[45]も、カレンダー計算の達人を例にとりつつ、狭い限られた領域の課題への強迫的な没頭が一つの要因であるとしつつも、これは訓練や練習だけで獲得される能力ではなく、彼らが対象とする課題の中に独自のルールを見出し、それを適応させているのであると述べている。ルールの發見とその適用が素早い曜日の算出に重要なのである。しかし、このルールは意識的なものではなく、無意識的なものであろう。どのようなルールを利用しているかを説明できるサヴァンは多くないからである。先に述べたキムは、指定された日がどの曜日かの答えを出すために努力したり考えることをしていないと述べる。その情報に直接到達しうるだけのようなのである[52]。アスペルガー症候群のタメット[73]は「カレンダーを思い浮かべるといつもぼくは楽しくなる。三十一までの数字が、ある一定の法則の下で一ヵ所に収まっているのがいい。各曜日にはそれぞれ違った色と感情がそなわっている。火曜日はぬくもりのある色で、木曜日はぼやけた色をしている」（一九頁）という。彼は、共感覚の持ち主であるが、そうでなくとも、数字と曜日の間の一定の関連に対する好ましい感覚こそが、カレンダーが没頭の対象に選ばれるひとつの理由かもしれない。すると、この感覚はルールの發見とは違ったものであるように思われる。サヴァンが示す能力は、カレンダー計算スキル以外にもある。それらはルールの發見とそれの適用によっては説明できない。例えば、絵画能力や音楽能力は明らかに、ルールの發見とは無関係であるし、計算能力にしても、素早く計算するためのルールがあるはずがない。

サヴァンの發現の要因として、直観的イメージや生得的な能力、さらに感覚遮断および対人関係における孤立による狭い領域への集中が挙げられたり、具体的思考や抽象的思考の障碍の代償や、何らかの能力の練習による強化が挙げられる。直観的イメージや生得的能力はともあれ、サヴァンでない精神遅滞でも、対人関係における孤立や具体的思考や抽象的思考の障碍といった条件は同じであるから、トレファート[76]は、これではサヴァンの説明にならないとしている。ほとんどの精神遅滞者はサヴァンではないし、自閉症でも三分の二はサヴァンではないのである。それ故トレファートのこの意見は當を得ているといってよいであろう。

ヒル[18]はそれまでの文献で見られた、サヴァンを説明する理論を展望して、いくつかの要因を挙げている。それによると、具体的思考理論、感覚剥奪理論、代償理論、遺伝的理論、記憶と集中理論などがある。彼はサヴァンが示す特定のスキルは多分二つの重なりあうカテゴリー、つまり感覚運動記憶と機械的記憶に還元されるという。それら二つは、集中性とともに、サヴァンの能力を一番象徴するように思われる。しかし、これらの能力とその特定の領域への固着は、それ自体サヴァン能力の發揮の必須の条件であるとは思えない。ヒルは、だから、サヴァンの能力を説明できる理論はないとあきらめている。

ヴィタールら(82)は、自閉症的特徴と特異な能力の関係を八歳児の一般人口を対象にして調べ、細部への集中と特異な能力が強く関係していることを見出し、細部集中の認知スタイルが特異な能力の發達の前提にあると假定している。そうであるかもしれない。ハウら(22)もまた、自閉症に見られるサヴァンの能力は興味のある特定の対象に多くの時間没頭することによって形成されたのであって、もし、生得的な要素があるとすれば、その効果は、強迫性を増強させることにあり、その結果特別なスキルが開發されたのであろうと述べている。なるほど、固執は反復練習を生み、ある能力の促進には有効であるであろう。しかし、これは特異な能力が特定の領域に関わっていることを示しているのであって、そこに関心があるから集中するのかもしれない。タメットの体験は、特異な能力がある故に、ある事柄の細部に集中する可能性を示唆している。さらに、サヴァンの能力は、反復練習によって獲得される能力よりももっと驚異的なのであって、それによって達成されるよりももっと先にあるように思われる。サックスが(61)、先に挙げたカレンダー計算スキルを持つ双子の自閉症児の行動をまじかに仔細に観察しているうちに、彼らの持つ数に対する驚くべき能力を發見する話は、前章で述べた。双子は二十桁の素数を互いに口にするのであった。これは反復練習で得られるものではない。その桁までの素数は、サックスの持っている本には載っていない。しかも、素数を見つけ出すアルゴリズムはない。この双子は、サックスの誘導によって彼らがいままで取り扱ったことがない八桁へ、そして、最後には二十桁にまでたどり着いた。彼らが記憶に頼ってそれらの素数を口にしたとは思えない。ある特定の領域への固執とこれらの能力の發現は、ある程度の関係があるかもしれないが、固執自体でこの能力を説明するのはまったく無理であろう。固執は固執であって、固執の範囲を超えて、能力は發揮できない。あるいは、ここで示された二十桁への到達は、訓練によって到達できる範囲ではない。さらに、素数を見出すルールはないのであるから、ルールの習得やその適応によって素数の算出は不可能である。それ故このことを説明する理論はまだないといわざるを得ない。タメット(73)は素数に関して次のように述べている。

ぼくもまたこの双子と同じ素数に魅せられている。素数はつるりとした形をしていて、ざらざらした個性のない合成数（素数以外の数）とまったく違っている。ある数字が素数だとわかるときには、頭のなか（中心部）でぱっとそういう感じがするので、言葉で説明するのが難しい。突然ぴりぴりっとするような特別な感覚だ。（二一〇頁）

脳の神経細胞が感じるこの特別の感覚は、われわれの説明がまだ届かない領域になる。神経心理学的説明では、サヴァンは今のところ理解を超えているのである。

もう一つの要因を加えなければならない。それはその能力の發揮とそれを發揮する者との関係である。トレファートは反復によって、その能力が發揮されるといい、またオコナーらも強迫的没頭が能力發揮の一つの要因であると述べている。だが本當は、なぜ反復や没頭が生じるかが問われねばならない。すでに述べたが、「自閉的思考」を有する自閉症児は、他者から強要されたり教えられることを拒む。ハンフリー(28)は意識の發生を感覚神経の自己モニター回路の形成に帰しているが、それが進化にとって有利に作用した理由として、自己モニターを持つことを生物が楽しむからだと述べている。自閉症児にもそれに類する事態が生じているのである。サックスが描いた双子の素数遊びに見られるように、彼らは自らが有する能力の行使が喜びなのである。また、そのことによって、彼らは自己の存在を味わっているのかもしれない。タメット(73)は、数を数えると数字が現れて心が和むとかカレンダーを思い浮かべるといつも楽しくなると述べているではないか。すべての反復や没頭が快と結びつくとはいえない。快に結びつくから没頭が生じることもあるであろう。

八．サヴァンの神経学的基盤

脳神経の活動の側面から見て、サヴァンはどのような特徴を示すのであろうか。リムランド(59)は、自閉症とサヴァンの結びつきに注目し、彼らが、ある種の題目にこだわり続けることや、さらにこれらの題目が右脳に関連した事柄であることから、左脳の障碍と右脳の活動がサヴァンと関連していると考えた。音楽や絵画などの領域は右脳に関連した事柄であるというのである。彼は右脳は同時的処理をおこない、左脳は継時的処理をおこなうと假定している。しかし、計算能力は継時的処理の対象ではないのか。この點に関して、リムランドは、カレンダー計算などの能力は反復練習をしているので、複雑な計算様式が自動化されており、それゆえそれは継時的ではなく同時的に処理されるようになりえるという。いずれにしても、リムランドは左脳の抑制と右脳の活性化がサヴァンと関連しているというのであった。

別の説明の試みもある。プリングら(54)は、知的障碍があり、しかも美術学校に入学資格が与えられるAレベルの美術試験に合格する能力があると評価されたサヴァンを対象にして調べたところ、対象者は彼らよりももっと知的能力がある人と同じ程度に積木の課題をおこなうことができたことを見出した。この結果を基にして、彼ら美術的サヴァンには弱い中枢性統合が関与しているとの假説を提出している。積み木課題での成績が、自閉症ではその知的レベルよりも優れていることが指摘されており(13)、弱い中枢性統合と自閉症が関連する假説がある(11)。プリングらの説もこのことを基にしている。

このように、サヴァンの能力を説明しようとしてさまざまな假説が提出されてはいるが、今のところサヴァンのすべてを説明できる理論どころか、ある特定の能力の存在を説明できる理論すらない。これは何も不思議なことではない。われわれは知能を現象的に定義しているとはいえ、それが例えば、脳の機能がどのような働きであるかを、また個々人に見られる知能の違いはその機能のどのような違いであるかを理論化できていないからである。例えば、カレンダー計算は確かに、訓練によって到達可能であろう。しかし、代償仮説や訓練仮説でカレンダー計算が説明できるかというとそうではない。自閉症のサヴァンが行っているルールを脳がどのように実行しているのかは謎であるし、もっと難しいのはどうしてそのルールが発見されたのかを知ることだからである。もう少しサヴァンと脳の機能の関連を研究した結果を見てみよう。

トレファート[77]は、先に述べたように、有能なサヴァンと驚異的サヴァンを区別したが、サヴァンの成り立ちに関しても、それらに違いがあると述べている。

サヴァン症候群は、三つの条件の上に成り立っている。つまり、（一）特異な脳の機能と回路、（二）後天的に獲得したあるいは遺伝した能力、（三）動機づけと強化、である。天分のあるサヴァンの場合には、相対的に動機づけと強化の方が、脳回路の特異さよりも重要となっている。奇才サヴァンの場合には、左脳にはっきりとした損傷があり、その代償として右脳優位となって

おり、脳中枢下部への損傷とあわせて、なぜ非凡な記憶能力を持っているかの明確な理由になる。（二八七頁）

ここで天分のあるサヴァンは、われわれが有能なサヴァンと呼んでいるものであり、奇才のあるサヴァンは驚異的サヴァンと呼んでいるものである。彼の主張を一言でいえば、有能なサヴァンは訓練によって成り立ち、驚異的サヴァンは左脳の損傷とそれに対する代償機能の働きによるものであるというのである。しかし、彼は同じ著書で有能なサヴァンの一部は、遺伝で説明がつくし、他の有能なサヴァンの例は補償とか強化で説明できるといっている。また、驚異的サヴァンに関しては、右脳の優位と記憶回路の特異性とある種の祖先の（遺伝の）記憶の存在が背後にあるという。これらの要因の一つ「優位性の病理」は次のようにして成り立つと説明されている。大脳の左半球に障碍があると、左脳の細胞集合が不完全になり、その代償としてニューロンの移動が起こり、右脳が大きくなり右脳優位になる。このような中枢神経系の障碍が起きることによって、新たな能力が發揮されることになるというのである。二つ目の要因の記憶回路の特異性については次のように考えられている。驚異的サヴァンでは、一般的に頻繁に用いられる認知記憶が不足していたり、あるいは不在であるため、代償回路として、認知によらない高度に發達した「習慣」記憶が用いられているというのである。彼は、皮質辺縁系から皮質線条体系への乗換えがサヴァンでは起きているという。また、反復練習により、ある種の無意識のアルゴリズムができあがっているという。まとめると、特異な脳の機能と回路の形成、後天的に獲得されたあるいは遺伝した能力の存在、および動機づけと強化が、驚異的サヴァンの成立の条件であると述べている。しかし、この説明は、われわれの関心からするとほとんど意味をなしていないといってよい。ある才能が發揮されるためには脳の働きがあることに間違いはないが、そしてその才能が發揮されるためには特別の神経回路が必要であることも當然だろうが、ここには驚異的サヴァンの説明として決定的なものが缺けている。それは神経回路のどのような働きが、特異な能力、例えば素数の發見の能力のために機能しているかを説明しないからである。これは遺伝を才能の發揮の説明のために用いる場合でも同じである。人が生まれるには遺伝子が伝達される必要がある。それは事実であるが、このことは人間のすべての能力や無能力、つまり生存条件に関してあてはまることであって、サヴァンに限定されるものではない。むしろ遺伝的でない能力の發揮こそがサヴァンではないのかとちゃちゃを入れたくなる。また、トレファートは反復練習が才能を發揮する要因であるとするが、サヴァンに関する限り、この順序は逆である。才能があるから反復するのである。サヴァンは教えられることを嫌い、自己学習する。あるいは突然に能力を発揮する。何らかの認識が成り立たないかぎり反復が生じることはない。ある領域の能力を發揮するための最初の一歩は反復によっては生じない。トレファートはその時々の自閉症を含めた脳の機能に関する生物学的研究の知見をすばやく取り入れて、サヴァンの説明に用いている。だが、右脳の優位性とか皮質線条体の回路の形成といった事実は、いまもって自閉症で確定されているわけではない。あくまでも假説の話なのである。

ボッダートら(3)はカレンダー計算能力を有する自閉症のサヴァンが計算しているときのPETの結果を報告している。それによると、左脳の海馬を含む前頭側頭ネットワークが他の脳の部位と比較して活性化されていたとのことである。この知見はトレファートの右脳假説への反証となっている。しかし、この報告にしても、カレンダー計算が海馬の活性化で示される記憶能力と関係していることを示唆してはいるものの、どうしてサヴァンがこのような計算をおこなうかは決して説明していないのである。

また、コーワンら(4)はカレンダー計算能力を持つ自閉症サヴァンの脳の機能を機能的MRIで調べたところ、頭頂葉と前運動野と補足運動野と左下側頭葉が活性化していることが明らかになったと報告している。ところでこれらの部位は正常者が計算するときに活性化する部分でもある。結局コーワンは自閉症のカレンダー計算は練習によって獲得されたものであると結論づけざるをえなかったのである。

ワレイスら(83)は、脳の画像の分析によると、カレンダー計算と絵画能力を持った自閉症サヴァンでは両側頭頂葉の皮質が厚くなっていたと報告している。このように、画像を用いた研究結果は必ずしも一致しているとはいい難く、サヴァンの能力の説明のための何らかの根拠を与えるに至っていないのが現状である。だが、不一致の結果以上に深刻なのは、これらの知見は、脳の解剖学的所見、あるいは生理的機能の知見を報告はするものの、サヴァンの能力の特異性を決して説明はしないといった原理的な問題を抱えていることである。

高畑ら(72)は、サヴァン症候群では左半球の障碍に関連したものが多く、サヴァンの能力自体は右半球との関連が深いと述べ、複数の脳領域の統合における機能低下と局所領域の亢進が混在しており、特に局所的機能の亢進が領域特異的なサヴァン能力の背景にあると述べている。これまでも複数の脳の領域間の結合性の低下が自閉症に関連しているとする仮説がある。ジャストら(33)

は、文を理解しているときの脳の活動領域を機能的MRIで調べたところ、対照者と比べて高機能自閉症者ではウェルニッケ領域の活動が亢進しており、ブローカ領域の活動が低下していることを見出した。ここから彼らは領域間の統合機能の低下があると推論し、情報の統合障碍を起こしていると述べている。ヒューグス(25・26)もやはり自閉症では結合機能低下があると述べている。また、ボッダートら(3)の先に触れた結果も、神経ネットワークの統合不全による特定のネットワークの機能強化あるいは亢進がカレンダー計算と関連していることを示している。脳は全体として統合して活動しているが、全体の統合が弱まるか機能しなくなることによって、代償的に局所的な機能結合が強化され、それが自閉症やひいてはサヴァンの出現の要因となるというこれらの説は、いまのところサヴァンを説明するのに一番有望なもののようである。

この説には傍証がある。B.L.ミラーら(39)は、前頭葉側頭葉性認知症に罹患した後で、美術的才能を發揮するようになった五人の患者を報告し、そのうち四人が側頭葉型の認知症であったと述べている。そのような才能の發揮は前側頭部や眼窩野の選択的変性が後側頭葉に作用している抑制を減少させて、患者が持ってはいるものの抑制されていた機能を促進させた結果、美術的才能が發揮されたのであるという。さらに、彼ら(38)は、左の側頭葉の変性を見せる患者に美術的才能を発揮する者が多いことから、左の側頭葉の変性のために、右の側頭葉の機能が促進されたのではないかという。また、スナイダーら[70]は、健常者に左側頭部に経頭蓋磁気刺激により、その部分の神経の活動を抑制したところ、被験者十一人中四人が描画能力の改善を見せたと報告している。さらに、スナイダー[69]は、左の前側頭葉の抑制によって、意味的記憶や物を名づけたりラベルづけをする能力が損なわれ、物の細部を記憶する能力が保持されることが、サヴァンと関連するのではないかと述べている。ある領域の脳の機能が抑制されることによって、その部分が抑制していた別の領域の機能が促進されるとする假説である。しかし、この場合、左側頭部の抑制が左側の後側頭葉に作用する抑制を解除したと考えられるので、活性化したのは左側の後側頭葉なのかもしれない。それはさておき、全体の統制から離れた何らかの局所的機能が亢進し、その結果サヴァンの能力が發揮されるとする説は、一応否定する根拠を今のところ持っていないというべきであろう。

九・美術的サヴァン

これまで、カレンダー計算という特定のしかも実生活ではそれほど有用でない能力に関する最近までの知見を述べてきた。そして、それに関して神経心理学や画像学的研究の成果を概観した。そして、それらの成果がいまだに現象レベルの理論にすぎないことを見てきた。他の領域に関してはどうであろうか。

ハウリンら(23)が調べた結果では、三十九人のサヴァンのうちで五人だけが、自ら持っているスキルを利用した職業についていた。残念ながら残りの大部分はそうではなかった。持っているスキルが職業として有用となるスキルの一つは美術的スキルであるといってよいであろう。美術的サヴァンについてのこれまでの研究結果を振り返ってみよう。

ホウら(24)は、すでに報告されている五人の美術的サヴァンと彼らが新たに調査した一人の美術的サヴァンを報告しつつ、そのサヴァンらが共有している特徴を記述している。第一の特徴は、美術的サヴァンが一つの描画手段、例えばフェルトペンであるとか貼り絵であるとかいった特定の限られた手法しか用いず、また描くテーマも限局されていることである。彼らの描く対象の大部分は動物や植物や建物や風景である。彼らはほとんど人物を描かない。第二の特徴として、彼らが反復的行動を共有していたことが挙げられる。第三に、対人的言語的障碍があった。第四に、視覚スキルや視覚記憶のスキルにすぐれていた。もっとも、ホウらの挙げた特徴は、サヴァンの出現の要因ではない。自閉症の持つ特徴そのものであるといってよいであろう。ホウらの報告した六人は自閉症である可能性がきわめて高い。

ところで、ホウらが挙げた、すでに報告されている五人のサヴァンは、ゴットフリード・ミントと山下清と山本良比古と山村昭一郎とナディアであった。三人が日本人なのは興味を引く。ゴットフリード・ミントについては、トレッドゴールドが記載しているが[75]、トレファートはそれを転載している。それらによると、ゴットフリードは、一七六八年にベルンで生まれ、四十六歳で亡くなったが、痴愚（中度精神遅滞）であって、猫の絵に長けていた。そのため「猫のラファエロ」との評判をとり、ジョージ三世がその絵を購入したとのことである。トレファートの記載で漏れているところがあり、ゴットフリードはクレチン（甲状腺機能低下による精神遅滞）であったとトレッドゴールドは書いている。自閉症であったかどうかは定かではない。山下清についてはすでに前章で書いたが、後にもう一度取り上げる。山本良比古は、ＩＱが四十であり言語障碍と聴覚障碍があったと報告されている(42)。山本は城と船の絵をもっぱら描いた。山村昭一郎は、四歳のときに百日咳と麻疹に罹り、七歳のときにジフテリアに罹った。それらがことばの遅れの原因であるとされているが、彼が示す興味の対象の限局や言語障碍、対人関係の希薄さなどから、今では自閉症と考えていいのではないかと思われる。ＩＱが四十八から五十三のレベルにあり、ことばを理解できたが發語がなかったと書かれている(43)。彼は昆虫をもっぱら描き、指頭画の技法を習得していたといわれている。

もちろんそれ以外にも美術的サヴァンは存在していて、例えばトレッドゴールドがかなり克明に記載しているアールズウッド精神病院に収容されていたプレンがいる。彼は絵を良くし、また、木材で船の精巧な模型を製作した。また別に、サックスが紹介しているスティーヴン・ウィルトシャー(62)やＣ．Ｃ．パーク(50)の娘ジェシーなどが挙げられる。ジェシーはＤ．パークらが紹介(51)したすぐれた計算能力を持つサヴァンであるエリーの実名である。

オコナーら(44)は五人の美術的サヴァンと年齢及び精神年齢を対応させた精神遅滞者を対象として、彼らの認知機能を比較し、サヴァンの美術的スキルは彼らの知的能力とは独立した能力であると述べている。また、サヴァンは対照群に比してイメージ記憶にすぐれていたようである。さらに、サヴァンは不完全な絵を頼りに物を同定するのにすぐれていることから、オコナーらは、画像目録（picture lexicon）を基に画像を構成する能力にすぐれていると述べている。しかし、これらの結果によっても、サヴァンの美術スキルには説明できない多くの側面があると、彼らは述べている。もっと別な角度から、美術的サヴァンを考察できないであろうか。

十．貼り絵師の山下清

ここで、山下清を再び取り上げることにしよう。彼の絵は貼り絵という極めて特異的な手法によって成り立っている絵である。また、彼の作品をわれわれは多く目にすることができる。そして彼は数多くの文章を書き残している。これらにより、われわれは彼の創作の実像に迫れる可能性があると考えられる。山下清を英語圏に知らしめたリンズレー[34]にしてもトレファート[77]にしても、彼を英語圏に紹介した式場の編集した山下清の作品集とそれに附された式場の解説しか読んでいないに違いない。本當の山下清の能力が何であったかを、彼らは知りようがなかったであろう。われわれは彼の残した文章によって、彼の絵の創作能力に迫ってみよう。なお、必要に応じて彼の文章を引用するが、前章で引用した個所と重複する部分もある。しかし、考察上必要なのであり、ご了承願いたい。

山下清はしばしば旅に出て、気候や体力やよんどころのない事情で中断せざるを得なくなると、自分であるいは人に促されて出發點の八幡学園に帰った。旅から帰ると、学園では旅での出来事を記憶を基に貼り絵と多くの文にして残した。その文は「放浪日記」とされて、出版されているが、「日記」は彼が旅の途中で記録したものではない。学園に帰って、記憶に頼って書き記したものである。これを読むと、山下清の巨大な記憶能力に驚かざるをえない。ことごとく彼の体験した事実が、時間系列に沿って、記憶されているのである。

彼の書いた文章には、句読點もなく段落もなく、また假名遣いの誤りや誤字も多くある。それ故きわめて読みにくい。出版されている『裸の大将放浪記』では、一般に句読點が入るであろうと思われる個所には、一字空けが施され、また文書には段落もつけられている。これらは編者の意図に従っておこなわれたものであり、山下清の判断によるものではない。さらに漢字も現代表記になっているし、假名遣いも、現代假名遣いに替えてある。彼の文章のリズムがある程度損なわれていると考えていい。校正者である式場自身が、校訂すると校訂者の文章の調子が出てきて良くない、原文は味があり面白いといっている。しかし、句読點のない文を長く読むと頭が痛くなるから、句読點を入れたとも述べている。校訂された彼の文はそれでも独特のリズムを持っている。学園を最初に逃げ出すときの文は次のようなものである。[68]

僕は八幡学園に六年半位いるので学園があきて　ほかの仕事をやろうと思って　ここから逃げて行こうと思って居るので　へたに逃げると学園の先生につかまってしまうので　上手に逃げようと思って居ました　生徒が逃げる人が居るので直ぐにつかまってしまうのです　先生に見つからなかったら　むやみにうろうろ歩くとじゅんさに見つけられてしらべられて　ひどいめに合わせられるだろうと思って　逃げる前に良く考えて　人にうそをいってだましてよそでつかってもらおうと思って居ました[85]（五九頁）

山下清の文は、どの箇所をとってきても同じような相貌を見せる。特有のリズムを持つこの文が有する、いくつかの特徴を指摘しておこう。本来なら一つの文になるところが、区切られることなく、次々とつらなって一つの文になる。そのために一つの文の中に多くの事象が含まれることになる。そのつらなりを可能にするのが、「ので」である。本来「ので」は理由や根拠を示す文を提示する接続助詞である。もちろん、山下清はそのような意味に使用している場合もある。しかし、前後の句とのつながりから判断すると、相反する句をつなげる接続助詞「が」の役割をしたり、接続詞「そして」と同じ働きをすることもある。前後の句のつながりで、彼の「ので」はさまざまな働きをするのであった。「ら」も通常の使用例ではない。

次の文は彼が千葉県に行くことを決めた理由を述べた個所である。

逃げた日は昭和十五年十一月一八日に逃げたのです　東京はつかってもらう所が沢山有るので　今は戦争が始まって居るので　日本に居る人がどんどん戦地へ行って戦って居るので　日本には人がずっと少なくなって居るので　しょうばいをやる人も少ないし　東京には食べるものがないので　飯は外米とか支那でとれる南京米はぼろぼろでうまかないので　千葉県でつ

かって貰おうと思って居ました　ここは田舎で東京都と違って　東京では工場の煙突が煙をはくので煙にすすが沢山まざって居るし　自動車やオートバイのびゅうびゅう走ったあとのほこりと工場の煙突の煙のすすが空気といっしょにまざって　その空気をすうと頭が悪くて体が弱い人には病気になりやすいし　頭が良くならないので　乗り物の音で電車や自動車やオートバイの音がうるさいので　田舎は広々として　田や畠が有って清々して　なんの音もしないし気持ちがいいので　田舎でつかってもらおうと思って居ました(85)（六〇頁）

この文でも例のごとく「ので」が多用されている。この文に見られる特徴のもう一つは、同じ用語が一つの文の中で繰り返し使用されていることである。三つ目は、一つの文の中の句の相互つながりが、論理的でないところのあることである。そのため、読む者は読み進めていく際に読みの遅滞感を覚える。また一瞬、文の中の句が互いにどのようにつながるのかが理解しがたく、再読を強いられる。これもまた、遅滞感を生み出す。ただ、そこに、「ので」でどこまでも句が連結して文が形成される。句が縦列に並ぶので、特有の文のうねりがあって、慣れると、それほど苦にならなくなる。読み手は、山下清の記憶の中の時間系列に沿って、次々と生み出される事態やそれに伴う思考内容を表す文を眺めることになる。

引用文の「東京は」から「千葉県でつかって貰おうと思って居ました」までの部分に注目しよう。これは一つの文である。この文の中には、六つの「ので」がある。最初の「ので」は次の句に接続するとすると、「し」であろうが、千葉県の句に接続するとすると、「ので」である。次の「ので」は、通常の「ので」でもよさそうであるが、「そして」と読み替えることが可能である。その次の「ので」は「し」に替えられるであろう。六つ目の「ので」に至って、はじめて本来の働きの「ので」が現れる。しかし、文全体の中では、これらの句は「千葉県でつかって貰おうと思って居ました」の理由となっているので、「ので」なのである。すると、最後に来て、すべての句は並列の関係にあって、それが「ので」で最後の句に結ばれていたことが理解できる。これは論理的に考えて成り立った文ではない。前の方の四つの「ので」が引き連れている文は必ずしも千葉県に行く理由にはなっていないのである。文を記述するときに、千葉県に行くことに関連して、刺激されていくつかの想念が浮かび、それがそのまま記述されていると考えた方がこの文を理解しやすい。これはある程度の時間経過の中で、その時々に考えたことが、一時に体験された事柄として、つまりは一つの画像のように描かれているのではないであろうか。山下清の記憶は、画像的なのではないであろうか。

また、日記でありながら、彼の文にはほとんど感情が記されていない。どこで何をしたかとか、だれが何を言ったかが、時間の経過のままに書かれている。少なくともそのように読み手には読める。感情表現の希薄さも、彼の文の特徴である。

「裸の大将放浪記」第三巻(86)に集録されている文は五百十一ページの量であるが、その半分の二百五十ページは甲府の精神病院に強制的に入院させられ、監禁され、偶然にもやっと逃げ出すことができた顚末の記載に費やされている。彼が精神病院に入れられたのは昭和二十五年七月八日で、首尾よく逃げ出したのは十一月二日であった。その間ほぼ四ヵ月、この精神病院は全くカフカ的状況の中にあり、山下清はよくぞ逃げ出せたといえる。前章で書いたように、この日記は、一方で當時の精神病院のでたらめさ加減をよく書き表しており、その時代の精神病院の実態を知らせる貴重な資料となっている。例えば、次のような文がある。

僕が入っているろうやの前に　電気があるので　電気の下の廊下に黄金虫がたくさん死んで落ちているので　夜になると電気がつくので　電気がついて明るくなっている所へ　黄金虫が

たくさん飛んで来て　電気の明りがまぶしくて　死んで下へ落ちるのだろう　と思う　おばさんがたまに　ろうやの前の廊下掃除にくる時もあるので　おばさんが廊下へはたきをかけたりほうきではいたり　雑巾で廊下をふいたりするので　おばさんが廊下をはく時　黄金虫がたくさん死んで落ちているのを見ると　おばさんが　沢山虫が死んでいるな　どうしたんだろうと驚いている　たまに鶏がろうやの前の廊下へあがってくる時もあるので　鶏が廊下へあがってくると　廊下に黄金虫の死んだのがたくさんあるので　鶏が死んだ黄金虫の事をついて　食べてしまう時もある。(86)（一二九―一三〇頁）

ここでも、「ので」の多用や同じ言葉の反復が見られる。それよりもこの文で注目すべきは精神病院に監禁されている山下清の、目の前の出来事の細部の記憶力がどのようなものであるかが垣間見える個所である。日記を見るかぎり、彼が入院させられる前後に興奮状態は見られず、乱暴を働いた様子も見られない。それでも彼は独房に入れられている。この文では、彼の「ろうや」の前で起きている出来事が記載されている。夜に廊下に電灯がついて、黄金虫が数多く飛来し、電灯の下にどんどん落下し死んでいく様子、「おばさん」がたまにしか廊下を掃除に来なくて虫の死骸の多さに驚くこと、そして、鶏が黄金虫の死骸をついばむために廊下に現れることが、時間経過に沿って、感情を交えずに記載されている。それは、「ろうや」の中から撮影機で録画しているように書かれている。「ので」は理由を表す助詞ではなく、場面の切り替わりの符号のようでもある。

精神病院での体験は、彼が学園にもどって以後の昭和二十六年一月二十五日から四月二十一日の三ヵ月の期間に記述されている。実際の体験があってから約半年経過した後に書き出されているのである。ここには彼の見たり聞いたりした事柄が、次々と書かれている。実際の体験の四ヵ月に及ぶ経過の記述である。この記述は、体験された時々の記録ではなく、彼が学園に帰ってから書かれたものであることを考慮すると、彼の細部にわたる事実の経過に関する記憶は、驚異的といわざるを得ない。彼が見たり聞いたり感じたり思ったりしたことが、次々と記憶装置の中に収容され、加工されることなく再び取り出されて文に変換されているのである。

次の文は彼が精神病院を逃げ出すときの記述である。それまでに彼は鍵を壊そうとあれこれ考えてみるが、どれも実行可能ではなかった。ようやく全くの偶然に、脱出の方法と脱出の瞬間が奇跡的に出現し、すばやく実行したときの経過を記した文が次の文である。

精神病院のろうやから　逃げようと思っているので　十一月二日の日に　精神病院に風呂があって　病人が風呂に入っている時は　おばさんがそばで見ている　僕が風呂へ入ってあったまっている時　おばさんはそばでみていると　電話が鳴ったので　おばさんが「電話が鳴ったいそがしいな　行ってみよう」と言って　あっちへ行ってしまったので、おばさんがあっちへ行ったから　もう誰もみていないから　今のうち早く逃げて行こうと思った　大急ぎで風呂から出て　体をふいたり　上衣を着たり　ずぼんをはいたりすると　そのうち人が来て　あやしく思われるかと思って　風呂から出て　体をふかないで　上衣とずぼんを持って　はだかできねみたいな物を大急ぎで登って　その所からおりて　上衣とずぼんを持って　はだかで左へ曲がって　かけ足で逃げて行った。(86)（二三八―二三九頁）

というのであった。精神病院のろうやを逃げ出そうと常々考えていたが、その手段も機会もなかった。あるとき風呂に入ったら、監視のおばさんが電話対応のために、その場からいなくなる。そのときを逃さず、衣類を持って急いで裸で飛び出す。風呂場は外部からの出入りが自由であったのであろうか。また垣根もすぐに登って乗り越えられる程度のものであったのであろう。彼は誰にも見つからずに精神病院を抜け出す。その後彼は人に見つからないように用心をして、甲府の町を抜け出し、その後誰にもとがめられず、無事に東京の家にたどり着く。

この精神病院の風呂は不定期であったようで、月に二度程度と、山下清は書いている。しかし、もっと入浴の頻度は少なかったのかもしれない。山下清の病院生活の経過の記載では、一ヵ月に一回程度であったようである。

入浴日の日が明記されている個所を拾うと、

八月八日に　精神病院に風呂があるので風呂へ入った　風呂と言っても　病人が入る風呂で風呂に入る時　頭を刈ってくれるので　頭を刈って貰ってから風呂に入るので……(86)（一三八頁）

九月八日の日に　精神病院に風呂があるので風呂へ入った　風呂と言っても病人が入る風呂で　おばさんが病人の事を風呂へ入れようとした時(86)（一六四頁）

九月二十四日の日に精神病院の風呂へ入っておばさんが　僕が入っているろうやの隣のかぎ

を開けている時……[86]（一六九頁）

十月五日の日に精神病院の風呂に入った　おばさんがろうやの中へ入っている病人を風呂へ入れるので　おばさんは病人を風呂へ入れる前に　病人の頭を刈ってから　病人を風呂へいれる[86]（一七一頁）

十一月二日の日に　精神病院に風呂があって　病人が風呂に入っている時は　おばさんがそばで見ている[86]（二三八頁）

このように、ある体験が生じた日にちと体験した出来事が映像のように次々と記載されている。風呂の記載が多いのは、それ以外に変化のない日々が続いていたからであろう。変わったことがあると、山下清の脳が必ずそれを記憶している。また、逆に予定されていても、しかし起きなかったことも書いてある。医師は月に一度程度しか訪れず、来ても廊下から患者に格子越しに話を聞き、手を出させて、それを見るだけなのである。その医師が、八幡学園の山下と知った上で、色紙と画用紙を持って来てやると約束をする。ところが一向に色紙も画用紙も届かない。

（色紙と画用紙を持って来てやる）とこないだ　僕に言われて帰ったので、医者が来た日は八月十七日で　もう十月二十九日になっても　まだ　こないだ来た医者が　色紙と画用紙を持ってこないので　二カ月以上も待っていても　医者が色紙と画用紙を持ってこないから　いつ持って来てくれるのか　はっきりわからない。(86)（一九一頁）

九月一日にも医師は来ているが、そのとき約束を守らなかったのか、それとも別人物であったのか。お前の家はどこだと訊ねているので、別の医師であったかもしれない。

記憶は、エビングハウスのカーブに沿って次第に失われる。通常の出来事は一月もすれば、七十パーセントが失われる。その後、記憶の再生は再構築と一般的な記述に変化する。(64) しかし、強靭な記憶能力を持つ人が存在する。その一つの例は、ルリア(36)によって記載されたシィーである。シィーの記憶は直観イメージによるものであり、語や数字を記録する際にもそれらは視覚像に変換され、そして、一連の系列に配列にされて、記憶の中に蓄えられるようであった。彼は像を何らかの道路に沿って配列するのであった。確かにシィーは記憶の驚異的な容量を持っていたのであるが、この記憶のメカニズムはシィーにのみ特異的なものではないようである。
イエイツ(88)によると、ヨーロッパではギリシャで發明された記憶術が十七世紀までおこなわれていたという。その記憶術の源はシモニデスにまで遡れるらしいが、何よりも記憶術が盛んであったのは、ローマ時代であった。ローマ時代には雄弁術が重要な技能とされたが、弁論家が備えるべき資質の第一として記憶力が挙げられていた。その記憶術の歴史上極めて重要な文献が『ヘレンニウスへ』である。イエイツによると、この文献は次のような位置にある。

歴史の巨大な重みが『ヘレンニウスへ』の記憶力を扱った部分にのしかかる。そこでは記憶力教授に関するギリシャの種々の文献が参考にされているのだが、それらギリシャの論文はおそらく一つとして現存しない。つまり、同書だけが、この問題を扱った残存する唯一のラテン語文献なのだ。……したがって、『ヘレンニウスへ』こそがギリシャ、ラテン両世界における古典的記憶術を知るうえで缺くことのできぬ主要文献、唯一の完全な文献なのだ。(二五頁)

さて、この術は人為的記憶術とされるが、この術を用いた記憶は諸々の場とイメージから成り立っている。系統だった場を内面に作り出し、それに沿って、事柄をその場においていけば、その秩序に従って、想起可能なのであった。しばしば、場は大きな建物の内部であるとか、長旅の途上とかある都市を使って設定された。記憶すべき事柄を内部に作り出した特徴ある場に張り附けたり、下において、記憶の中に蓄えるのである。そして、想起するときは、その場に行けば、その事柄が見えるというわけである。事柄はそれで記憶される。問題は、ことばや数字である。これらはイメージできない。そのために、それらはイメージできるように加工されねばならない。そのために、當のことばの音と類似している物を思い浮かべるような方法がとられた。これらの技法が、ルリアのシィーが用いた技法といかに似ているかに驚かざるを得ない。シィーは共感覚の保持者であったので、ことばや数字は直観的な像と共感覚的な経験を結び合わせて、イメージに変換して記憶している。例えば数字の六は脚が太い人、七は長い口髭のある人といった具合である。彼はそれらを道路に沿って配列していたのであった。一方彼は人の顔の記憶がよくなかったようである。その人の気持ちや状態によって顔は絶えず変化するから、一つのイメージに収斂しにくいのであった。

これらの例を見ると、記憶はそもそも視覚優位であったものであるのかもしれない。哺乳類にとって、特に蝙蝠でないかぎりは、視覚こそ世界を認知し理解するためのもっとも重要な感覚であったからである。

自閉症では機械的記憶が特異であることは、カナーが記載して以来よく知られている。キム(52)は、巨大な記憶能力を持っているが、それがどのようにおこなわれているかを自ら説明できない。彼らのこの記憶がどのようにおこなわれているかの研究はないようである。タメット(73)が、円周率πを記憶するやり方を次のようにして記載している。

この数字の羅列を見ると、ぼくの頭のなかにはさまざまな色と形と質感があふれ、それがひとつに合わさって風景をつくりだす。ぼくにはとても美しい風景だ。子どものころ、頭の中で数字でできた風景を探索しながら何時間も過ごしていたときを思い出す。それぞれの十桁の数字を思い出すだけで違った形や質感が頭の中に浮かんできて、そこから数字を読み取ることができる。(二〇〇五頁)

やはりタメットの記憶も視覚的な記憶なのである。シィーと同じような心像風景が、しかし、この場合には自動的に構築されているように読める。努力も練習もなしにおこなわれているようなのであって、ここに自閉症の特徴があるのかもしれない。ドゥアンヌ(6)によると、数が色を帯びて見えたり、心的空間の中でかなり正確な位置を占める人が全人口のおよそ五ないし十パーセントいるらしい。

山下清の記憶も、視覚的であった可能性がある。このことが彼の絵の特徴の一つとしてある。彼の絵は彼の体験したある一場面そのままを写生的に描いたものではない。彼は旅から帰ると、八幡学園で日課として貼り絵を、日記とともに製作するのであるが、その絵は、一見彼の見た旅の一光景を表しているように思える。しかし、そうではない。小沢(49)が指摘するように、旅から帰った後に描いた絵は、彼の体験を重層的に画面に表したものである。彼の好きであった花火の絵は、その日の花火興行で次々と打ち上げられたさまざまな花火が一画面に盛り込まれて、一枚の絵になったものなのである。つまり、ある出来事の時間経過が、ひとまとめにされて、一つの場面に表されているのである。だからこれは彼の日記と同じ内容の、別の表現方法なのであった。

彼の描く視點は、どの絵にも一貫しており、小沢の言う「中空視角」である。画家の視線が約三十度上空から下向きに場面を見ていたように、絵は描かれている。これは彼の絵が対象の忠実な描写ではなく、心像として描かれていることを示している。決して、事物や出来事を見た位置から写生のように描いているのではない。

「精神病院」と題される作品では、彼が四ヵ月間収容されていた建物と、そこに関連する人物が描かれているが、建物の右端、別棟との空間部分に注意しないと見つけられない小さな人物が描かれている。小沢によると、それは逃げ出している山下清なのであった。もしそうだとすると、逃げている人物からは全体の風景は見ることができないのであり、それゆえ、この絵は彼の精神病院での体験の中の一番のハイライトと考えられる場面を描いたものなのであった。小さな逃亡する人物は、見つからないように急いで逃げ出すそのときの山下清の自画像なのであった。

山下清の絵の大部分は、経過する体験を一枚の絵の中に表現しようとした「日記」なのであるが、彼の用いた手法は色紙を小さくちぎって、紙に貼るといった貼り絵であった。リンズレー(34)は、美術的サヴァンが特定の限られた手法しか使わないと述べた。山下清はフェルトペンや水彩絵具や油絵具を用いることはあった。だが、それは例外であって、ほとんどが貼り絵であった。貼り絵をもっぱらにしたのはなぜか。それは彼の視覚と手先の感覚に合ったからというしかない。手間のかかることは問題ではないのである。学園での生活は時間の浪費ということばを無用にする。

さて、このように描かれた山下の絵がどうして人々の関心を引くのであろうか。先に、われわれはある領域間の結合機能の低下による、局所的機能の促進とサヴァンの能力の関係を示す研究を概観した。しかし、前頭―側頭葉性認知症の症例が示すのは、そのような局所的機能の変化によって、それまで抑制されていたであろう美術的能力が発揮されるようになったというだけである。それによって、サヴァンの美術的能力、ひいては山下の絵画の秘密が明らかになるわけではない。

絵画は目の前にある像、あるいは心像を表現するのであるが、そのためには色や形を描かねばならない。それらはいずれにしても、脳に表象されたものを、外化することなのであるが、その外化されたものが、美術として受け入れられるのはなぜか。自閉症者の描く絵画は構図にしても、色彩にしても単純であることが多い。にもかかわらず、人々の注意を引くのはなぜか。山下清の絵では、描かれる人物や風景がある程度パターン化している。彼は花火を描くことを好んだが、花火もパターン化している。あるいは花火がパターン化したものだったから好んだといえるかもしれない。山下清のそんな絵がどうしてわれわれの興味を引くのであろうか。この問いに答えねばならない。

スナイダーら[71]は、「自閉症は自然の光景の正確な細部を描くための必要な条件である」と述べた。さらに、彼ら[70]は、自閉症は特有の認知機能によって、一般にはアクセスできない下位レベルの神経情報に、つまり、事物の表象のための特質に、接続可能になるとの假説を述べている。この假説は魅力的である。先に、ある局所的神経回路の活性化がサヴァン能力の發揮に必要であるとの假説を調べたが、スナイダーらはもう一歩進み、この活性化とはある事物の表象のための特質に接続可能になることであるというのである。この特質が重要なのである。

ゼキ[89]によると、現実の世界を表象するためには、まず目が外界からの多くの情報を犠牲にし、さらに脳は目から到達した情報の多くをさらに犠牲にしなくてはならないという。脳は外界の認識のために、変化してやまない情報から、対象の変化のない本質的な特徴を表す情報を抽出せねばならない。だから、絵は対象の抽出された一貫性を表現するのである。

マー[37]は、対象物の視覚的認知のためには、まず脳の中で、ゼロ交差と素原始スケッチからなる知覚過程を経なければならないと述べている。この素原始スケッチが群としてまとめられると、その群は線や曲線や小さな断片を形成し、これを幾度も繰り返すと空間構造をとらえる形態素の群としてのトークンや表現素を構成するようになる。さて、これらの表現素の強度変化とそれらの幾何学的分布や組織構造によって、完全原始スケッチが描かれるが、それらは二次元的である。そして、それはあくまでも観察者中心の座標である。それらが像として成立するためには、観察者中心座標において、物の見える表面の方向、奥行き、およびこれらの量が不連続になっている部分の輪郭が明示されねばならない。このレベルの視覚像を、マーは二・五次元スケッチと呼んだ。この過程を経て、物体中心座標の三次元モデル表現が成立する。絵はこの三次元モデルを二次元画面で表現するのである。この點について岩田は次のようにいう。(31)

ヒトは、その發達段階においてさまざまな視覚体験をしていくうちに、あらゆる視覚対象の二・五次元スケッチから三次元モデルをしることができるようになり、特定の物体をさまざまな方向から見たときに網膜に写る像がまるで違ったものであっても、同じ物体を見ていると信じることができるようになる。その結果、ヒトはあらゆる物体にかんする視覚情報を、二・五次元スケッチとして語ることをせずに、あたかも視覚情報そのものが直接それを与えてくれるかの

ように、すべての視覚対象について、その三次元モデルに従って記述するようになってしまう。（一三三頁）

ラマチャンドランとハースタイン[58]は、絵画による美的体験の神経学的基礎として、八つの原理があると説く。それらは、（一）ピークシフト原則、（二）単一手がかりの分離、（三）知覚的グループ化、（四）対比（コントラスト）、（五）知覚的な「問題解決」、（六）まれな見通し點の嫌悪、（七）美術における視覚的「地口」あるいは隠喩、（八）対称性、である。ラマチャンドランの著作[57]では、これに秩序性が加えられている。ピークシフトとは、対象物の特徴を際立たせるために強調を施されて変形した刺激に脳が反応することである。単一手がかりの分離（単離）とは、単一の情報源、つまり色や形態、動きなどを強調し、ほかの情報源を省略したりぼやかしたりすることである。これはマーの素原始スケッチへの接近を可能にする技法であるかもしれない。彼らは、「サヴァンは初期視覚像モジュールの産物に直接接近可能である」[58]（二五頁）と述べている。

ところで、岩田によると、ルネッサンス以降十九世紀末に至るまで、西洋絵画の描画法は、視線固定型、あるいは視線非固定型の網膜絵画が主流であり、それらはすべて観察者中心の視覚世界、すなわち二・五次元スケッチモデルであって、三次元モデルではないらしい。だが、近代絵画の歴史は、二・五次元スケッチのさらに手前の処理段階で止まった画像を描く試みであったと、岩田はいう。(31)「近代絵画においては、視覚対象に関する視覚情報処理過程において、一部のモジュールを故意に欠落させたり、また逆に一部のモジュールのみを取り上げたりしてキャンバスを構成していく」(一五六―一五七頁)。

すると次のような推論が可能である。人類は二・五次元スケッチの視覚像を、観察者中心の座標軸で描いていたが、次第に経験によって、直接像を加工するようになった。絵画は、視覚対象の一貫性を描くことであるから、(89)画家は実際に目にしている観察者中心像に関わりながらも、対象の一貫性を描くために工夫をする。その加工様式が絵画の技法であったり、その変化が絵画の歴史であったといえる。ナディア(65)の描く馬の絵が、アルタミラの壁画と類似していると指摘したのはハンフリー(27)であった。ナディアの絵は、ナディアが観察した像をそのまま描いたのであった。人類はそのレベルから次第に進歩し、様々な角度から対象を眺めて、その物の理念(90)を描くようになったのである。それはあくまでも目の前の対象物そのものではなく、画家の心像であり、観察者の位置や時を超えたある一貫したものを描くことであった。極端にいえば、理念を描くように、絵画を發展させたのであった。さて、近代絵画はそのような古典的様式美を否定していくのであるが、それは特定のモジュールを抽出した絵画になった。サヴァンの絵画は加工されない初期的絵画であるが故に、ときにはモジュールに直接接続することが可能なときがあるのであろう。彼らは絵画の歴史や文化的約束事とは無関係に誰からも教えられることなく、自己修練によって、自ら快を感じる表現様式を作り出す。それが、われわれの認知様式を刺激し、興味をひくのであろう。

これまでの考察を基にすると、山下清の絵画は、蓄積された体験の物語を一枚の絵の中に描き、しかもそれを素原子スケッチ的に描いたということができるであろう。われわれは彼の時間の体験を無意識的に追体験しているのではないであろうか。素朴さと懐かしさとそして原始スケッチに触れられる快楽を体験するのである。しかも、彼の絵は、時間経過をまとめて描いており、そのまとめの構造に面白さがあり、味わいがあるのであった。その意味で、彼の目の前の風景をそのまま描いた写生画は面白いものではないのである。

カレンダー計算や、記憶力や、絵画など、サヴァンの表現は、われわれの脳の機能がどのようなものであるかを、考察する手がかりを与える。いくつかの假説が成り立つ。脳は、かつてはもっと違ったように機能していたのかもしれない。サヴァンはそのような脳の考古学的考察の手がかりになるかもしれない。これはナディアのような絵画からの推測である。あるいは、われわれはもっと違った能力をそれぞれが秘めているのかもしれないが、平均的知能の構築のために、それらを犠牲にしているのかもしれない。これはカレンダー計算をする自閉症や、前頭―側頭葉性認知症の症例からの推測である。あるいは、われわれは、文字を發明し、抽象的思考を強化してきたために、直接的な記憶能力を失ってきたのかもしれない。古事記が稗田阿礼に暗唱されていたという記載を、驚異的ととらえつつ、どこかに伝説として思考する傾向がわれわれにはある。しかし、シィーやキムの事例を知るにつけ、そのような懐疑の思考こそ、歴史をゆがめて眺めているのかもしれないのである。われわれは、自らを知るために、自閉症者の体験が必要なのではないであろうか。

第三章　巨人の肩に乗るニュートン

一．はじめに

ことばは人類を他の動物種から区別する一つの特徴である。進化という観點から見れば、ことばはきわめて新しい現象である。その出現の時期は、あくまでも推定値でしかないが、もっとも古く設定しても二十五万年前、平均では十万年前、もっとも新しく設定した場合には五万年前であるとの假説がある。(1)しかし、ビッカートン(8)によると、百五十万年前に原型言語を有する霊長類がいたとする仮説はある。原型言語とは何かが問題になるが、このように言語の發生の時期はいまだ定めがたい。口頭言語は文字言語と違って、記録に残らないから、發生時期を確定する方法がない。あくまでも傍証にたよる推定でしかない。

人類が絵を描きはじめたのは、ショーヴェの壁画が本物だとすると、三万年以上前からであるようだ。ラスコーの壁画は一万五千年前に描かれたといわれている。絵画は發生から今日まで数万年の歴史を有しているようなのだ。多分その頃までには、人類は口頭言語を用いていただろう。すると、口頭言語は絵画の歴史よりはるかに長い歴史を持っているに違いない。

一方、文字の成立は、口頭言語ほど漠としたものではない。文字は石や金属や粘土版に刻まれていれば、後々まで残るであろうし、文字は記録として書かれたものであろうから、その始まりの痕跡が見つかる可能性は高い。今のところ、人類の歴史上でもっとも早く文字を使用したのは、古代メソポタミアの人々であるといわれている。メソポタミアの遺跡の研究から、紀元前三千年あるいは四千年に文字が存在したといわれている。(50) 今から五千年あるいは六千年前のことである。もっともそれより以前に文字が使用されていた可能性は否定できないかもしれない。

ところで、それ以前に、粘土塊を用いて、数を記録していた証拠がある。これは今から一万年前までさかのぼれるらしい。[50]ドゥアンヌ[14]によると、紀元前三万五千年から二万年のオーリャシャン期のものと見られる骨に残っている刻み附けられた線は数を表すらしい。もし、これが事実だとすると、人類は文字の使用のはるか以前から、計算をしていたことになる。狩りをした獲物や収穫した穀物の量や家畜の頭数の記録が、社会生活を営む上で必要であったのであろう。人類が数の概念をどのように發展させたのかは、言語の發生とともに不明であるが、人類が少なくとも約一万年前から農産物の管理に数を使用していたことだけは明らかなようである。だが、数をあつかう方法、つまり計算法をどのようにして獲得したかは不明である。数が記録されているのであるから、おそらく、足し算や引き算、掛け算や割り算の計算も、その頃からおこなわれていたに違いない。また、土地の管理の必要性に応じて幾何学も出現していたと思われる。ピタゴラスの三平方の定理を満たす、自然数の三つ組みを記録した粘土板が紀元前二千年、つまり今から四千年前に、バビロニアで製作されていたらしい。[68]さらに、驚いたことに、その粘土板には正方形の対角線の長さが、小数點以下六桁まで書かれている。それは正確な数値であるそうだ。[68]バビロニア人は、無理数を計算していたのである。数量を把握したり記憶したり、おおざっぱな足し算をする能力は、数が二や三といった小さい場合、さまざまな動物種で見られるとしても、[14]数を操作することは、ことばと同じく人類を他の動物種から区別する特異な能力である。そして、ことばが生得的であるというのと同じ程度に、数の概念や操作も生得的なのであると考えてよいであろう。

二　驚異的な数学の能力

驚異的な計算能力を示す人のことが記録されている。[44・51・62] 前章で触れたトーマス・フラーはその一人である。彼は十四歳のときに、アフリカから奴隷としてアメリカにつれてこられた黒人であった。[44] 彼は文盲で、しかも七十歳になるまでその驚異的な才能を広く知られることがなかったともあるし、いつから認められたのかわからないともある。[10] トレファート[62]は、フラーが重度の精神障碍で、学校教育を受けていなかったと述べているがどうであろうか。知的障碍があったのであろうか。彼は、例えば七十年十七日十二時間を、一分半で秒数に換算できたそうである。

ラドフォード(44)は二分半で計算したというし、スクリプチャー(51)は一分半であったといっている。いずれにしても電光石火である。彼は一七九〇年に八十歳で死んだ。

ツェラ・コルバーンという子どもの記録もある(44)。彼は七歳まで知的な遅れがあると考えられていた。しかし、七歳で学校に行くようになると、六週間後に掛け算ができるようになり、三桁の数の積を暗算で計算できるようになったという。これは彼がすばらしい学習能力を持っていたことを示している。多分それまでにも計算をおこなっていたであろうが、それを表す方法を知らずにいたのではないだろうか。学校に行って表現手段を得て、それを実際に用いたまでで、外から見るとすばやく計算を学んだように見えたのではないであろうか。彼は七歳のときに三十八年二ヵ月七日を、六秒で秒数に変換したそうである。父親は彼のこの能力を見世物にして生計を立てたため、彼は興行のために世界各地を旅せねばならなかった。そのため断続的にしか教育を受けなかった。彼は、言語に関しても特別な才能を發揮したらしい。彼は後に天文学領域の計算をする数学者になったという。この人がアスペルガー症候群であったかどうかは、残念ながら記載されていない。自閉症児のカレンダー計算能力については、前章でふれたが、それ以外の数の操作に長けた自閉症サヴァンが、少ないとはいえ、存在する。トレファート(62)は、そのいく人かを紹介している。自閉症のサヴァン能力の一つに数の操作がある。サロヴィータら[48]によると、サヴァンのうちカレンダー計算をするものは六十二パーセントにも上るが、数学的なサヴァンは二パーセントにしか見られなかったという。数学的能力はカレンダー計算とは違った能力を媒介にしているのかもしれない。すでに述べた、双子の自閉症児[27]は、カレンダー計算の能力を持っていたが、それ以外に素数を見つけ出す能力も持っていた[46]。しかし、彼らがどのようにして素数を見つけ出していたのかは、わかっていない。自然数N以下のある数が素数であるかどうかを求めるには、エラトステネスの篩という方法を根気よく用いればできる。エラトステネスの篩とは、ある整数をNとし、Nの二乗根を超えない最大の整数がnであるとすると、n以下のどの素数でも割り切れなければ、その整数は素数であるとする定理を使用した素数確認方法である[68]。ある数が素数であるかどうかは、この方法を用い、n以下の素数でNを割って順に確かめていけば、時間がかかったとしても、確認できる。呈示された数が素数であるかどうかは、ともかくも確認する方法があるが、しかし、素数を次々と生み出すための法則は見つかっていない。素数を見つけ出すためのメルセンヌ数と呼ばれる数 2^M-1 がある[67]。この公式で定められた数が素数であるためには、M自身が素数でなければならない。ところが、それでつくられた数は必ずしも素数とはならない。

この式によって得られた数が素数であることを、もう一度検証する作業が必要となる。サックスが対話した双子の自閉症児が、どのような方法で八桁や九桁の、さらには二十桁の素数を見つけ出したかは、謎である。タメット[61]は、素数が他の数字と違った感触を持っているといった体験を記述している。感触で分かるというのである。共感覚を有しているタメットならではの体験談であるが、しかし、それで直ちに素数發見の過程の秘密が説明できたわけではない。次々と数を頭の中に描いていって、それぞれの数の感触を確かめて、素数かどうかを判断したのであろうか。無数にある素数に対応して、無数の違った感触があるのであろうか。謎は深まるばかりである。

計算能力は数学的才能の一部をなすとはいえ、数学的創造性とはまた別のものである。ところで、自閉症であって特別な数学的創造性の才能を持った人が、極めてまれとはいえ、歴史上に記録されている。これを少し調べてみよう。

歴史上数学の天才が数多く輩出されているが、その中で、大数学者とされるのは、アルキメデスと、ニュートンとガウスであったとされている[7・44]。この判断が数学者の中で共有されているのかどうかは、筆者にはわからない。ともかくも、ベル[7]は次のように書く。

アルキメデス、ニュートン、ガウス、この三人は偉大な数学者の中で格別群をぬいている。その功績によって、三人の間に上下をつけることは、凡人の及ぶところではない。三人とも純粋・応用数学の両方面で津波をまきおこした人びとである。（三六頁）

もっとも、大数学者をこの三人だけに限定する考えに反対する人はいるであろう。例えばオイラーは大数学者ではなかったのかと思う。オイラーについて、高瀬[60]は、次のように言う。

今日の数学の根幹を作る諸概念のみなもとをたどると、いつもオイラーに出会います。オイラー以前にも、数学者はいて、現にオイラーはヨハン・ベルヌーイのお弟子でしたし、ヨハンの兄ヤコブもいれば、ライプニッツもいました。ライプニッツの名とともにニュートンも想起されますし、ほかにもフェルマ、パスカル、ホイヘンス、デカルト等々、幾人もの偉大な数学者の名が次々と念頭に浮かびます。それでもなお、近代数学の祖はだれかと問われたら、断固としてオイラーひとりの名をあげるほかありません。（九〇頁）

高瀬によると、オイラー以前の数学がすべてオイラーに流れ込み、そこから新しい数学の姿となって、現在まで続いているとのことである。すると、オイラーが一番の数学者といってもよいのではないか。ベックマン[6]は、「ニュートンが歴史上最高の万能学者であるとすれば、オイラーはもっとも偉大な数学者であるといえよう」（二四六頁）と述べている。ニュートンが歴史上最高の万能学者であったかどうかは別として、ベックマンはオイラーをもっとも偉大な数学者であると評価している。オイラーは子どもを膝に抱き、背中に猫を乗せて、遊びながら計算をおこなったといわれている。眠れぬ夜にも、膨大な計算を暗算でおこない、その結果を目覚めた翌朝も正確に覚えていたとのことである。ただ、彼はアスペルガー症候群ではなさそうである。

ベルは自らの好みで、前記の三人を大数学者としたのかもしれない。ところが奇しくも、この三人は、いずれもがアスペルガー症候群であったとする説[17]がある。このことがベルの偏好を刺激したのであろうか。ベルの選択が偏好のなせる技だとすると、それを刺激したのは三人の数学者の共有する何らかの存在の様式あるいは学的様式であったのかもしれない。アルキメデスとニュートンは後に触れる。ここではガウスについて、少し触れておこう。

ガウスの父親は貧しく、園丁、運河見張り人、煉瓦工として生計を立てていた。ガウスは一七七七年に生まれて、一八五五年に死んだ。ニュートンは一七二七年に逝去しているから、ニュートンの死後ちょうど五十年してガウスが生まれたことになる。彼の天才数学者ぶりを示す最初の逸話は次のようなものである。彼が三歳のときであった。父親はある日、監督をしている労働者の週給の計算をしていた。彼はそばでそれを見ていた。父親が計算をし終わったとき、彼はまだことばも十分に話せなかったにもかかわらず、その計算が間違っていることを指摘したという。後年彼は「自分は話しはじめるまえにもう勘定の仕方を知っていた」と冗談交じりによく話したそうである。驚くべき暗算能力を有していたらしい。計算能力は、天才にあっては学習によって習得されるものではないらしい。

父親はガウスが優れた数学の才能を持っていることを知ってはいたが、息子が大学に行くことに反対であった。自分の仕事を継がせたかったらしい。大学にやるための金銭的なことが念頭にあったのかもしれない。父親はガウスが学業のための金銭的援助をブラウンシュバイク公から得られることを知ると、彼が内職のために使っていた紡ぎ車を薪として台所で燃やしたらしい(15)。父親の妨害にもかかわらず、なんとかガウスに学問をさせたいと思った母親は、教師のバーテルスの協力を得ることができた。その結果、ガウスはブラウンシュヴァイク公の庇護のもと、大学にまで行けたのであった。

ガウスは慎み深く内気ではにかみ屋であったといわれている。また、彼は自らの数学的業績を、完璧さを目指した故に發表せず、多くの数学的發見を日記に書くのみであったという。自分の仕事に関しては、黙り屋であった。いつも変わらず飾り気がなく、単純で質素で倹約家であった。また、彼はしばしば数学に取り憑かれて、友人と話していても突然沈黙してしまい、自分の周囲のことを忘れてしまったらしい。友人に語ったところを基にすると、

> まだ二十歳になる前に、新しい観念の大群が彼の心をおそい、彼はそれをほとんど制御することができず、それらを小さな断片に記録する時間しかなかった。(7)（五九頁）

日記に書かれた数学に関する記述は、数週間を要した入念な研究結果を最後に簡単に記入したものにすぎない。ガウスを襲った新しい観念の大群は、どのような形態のものであったかが興味あるところである。

ガウスは當時もっとも非実際的と考えられていた高等算術数論を数学の女王の位置につけ、平

面での點で複素数を表現した最初の数学者の一人となった。[7] また、位相幾何学や微分幾何学の開拓者であった。「純粋・応用両数学に対するガウスの顕著な文献を全部記述するには大冊（おそらくニュートンのために必要な書物よりも大きい）を必要とするであろう」[7]（一二〇頁）。誤差が正規分布をするという法則とそれに関連する鐘型の正規曲線は、彼が十八歳のときに發明した最少二乗法が發展したものである。彼はまた天文学、磁気学を研究し、多くの業績を残した。また、電信機の發明をし、測地を実際に行い、そのために回光機を發明した。数学に限らず、物理学の領域でもその天才ぶりを發揮したのであった。これらの點を鑑みれば、彼がニュートンに比肩しうる学者であることが納得できる。

ガウスはアスペルガー症候群であったのであろうか。確かなことはいえない。彼が研究に没頭し、世事を意に介せず、厳格で無口であった人物であることは確かである。彼が友人にあてた手紙の中で、自らの思考の特徴を述べている個所を引用しておこう。

自主性、それは深い知的な仕事には大きな意味をもつ標語です。私の頭が空中に舞う頭脳的な映像でいっぱいのとき授業の時間が近づいてくる。そのようなときに、そのような脱線、異質な考えの乱舞がどんなに私をつかれさせるか、また事情が急変して入門的な仕事を考えなければならないという事態が、ときとしてどんなに私にとって難しいかはあなたに説明しつくすことができません。[15]（二〇九―二一〇頁）

大学教授ガウスが、研究に没頭しているときに、頭脳は観念の映像でいっぱいになると述べている。さらにそれを中断させられる苦痛も述べている。彼にとって授業は苦役以外のなにものでもなかったようである。もう一つ、彼の手紙からの引用を重ねる。数値計算に言及した個所である。

ほとんど五十年にわたって高等算術をあつかってきたことが、いまや私の数値計算における素質の一部になっております。計算にしばしば出てくる数値関係の多くの型が無意識的に私の記憶にこびりついているのです。たとえば十三×二十九＝三十七、十九×五十三＝千七というような積は考えないでも直接みえてきます。そしてこれらの積につづく積についても、ほんの少ししか考えないので、自分でも意識しないくらいです。それに私は意識的に計算技術を磨いたことはありません。[15]（二一五頁）

ここでは、彼にとって、数値計算が長年の経験で無意識的におこなわれることが述べられているが、はたしてそうであろうか。彼は三歳から数値計算をしていたのである。多分、計算はガウスが述べるように、無意識的におこなわれているのであり、彼の計算技術は修練によって習得されたものではないようである。ガウスにとって、数値の計算結果は見えていた、あるいは思考は映像であったようである。

このような彼の対人関係や思考法の特徴を見ると、アスペルガー症候群ではないかと思いたくなる。しかし、彼の生涯を見ていると、友人とは親密な交友関係を維持しているし、家族を思いやり、また大数学者にしてはわずかな年棒しか与えられなかったようであるが、蓄財の才もあったようである。株式や債券に投資をしていて、ある程度の財産を子どもに残しているのであった。フィッツジェラルド[17]と違って、われわれは、ガウスはアスペルガー症候群ではないとの印象を持つ。それでも彼が数論や幾何学を数学の中心の一つにしていたのが、われわれには興味深い。

三．自閉症の数学者

ここで、数学的才能を有していた自閉症者であると思われる人々に触れてみたい。数学の特異な能力を持った自閉症の人と思われる人物を、今われわれの手許にあるわずかな資料から取り上げてみよう。この領域に造詣の深い人ならば、もっと多くの例を挙げることができるであろうが、浅学にして、残念ながら、ここではわずか三人の数学者を挙げることができるにすぎない。

(一) ラマヌジャン

一人はインドの数学者ラマヌジャンである。彼が自閉症であったことは、フィッツジェラルド[18]の著述を見れば分かる。ラマヌジャンは一八八七年にインドのクンバコナムに住んでいた父シュリーニヴァーサと母コーマラタンマルの間に生まれた。彼は三歳までことばを話さなかった。とても感じやすく、頑固でエキセントリックな子どもであった。このころ、寺以外では決して食事を摂らなかった。また、家にある眞鍮や銅の器を取り出し、壁から壁へ一列に並べて遊んだそうである[31]（二一頁）。五歳で小学校に入学する。しかし、先生を毛嫌いして登校拒否を繰り返した。幼少のころから自分本位で、彼は自分の自由になる時間に自分のしたいことをするほかは、ほとんどなにもしなかった[31]。学校の規則に縛られるのが嫌であったのであろう。また、物静かで考え込みがちであって、「一番最初の人間はだれだったの」とか「雲と雲の距離はどれぐらいなの」といった子どもらしくない質問をよくしたそうである。スポーツには無関心で、友達とは通りに面した窓越しに話したらしい[31]（二二頁）。

しかし、十歳で町立の高校に入学する。ことばを話すようになってから、学力が急速についたのであろう。知的な能力は著しかったものと思われる。

そして、高校時代の成績がよかったのであろう、十七歳で官立の大学に入学する。ところが、入学したものの、彼は純粋数学に憑かれ、それ以外のあらゆることに目もくれなかった。数学以外のあらゆる必須科目を堂々とサボるのであった。ローマ史の授業中も教師の講義を無視して数学の公式を探っていた[31]（五三頁）。また対人的配慮をまったく示さず、社会的ルールを無視するために、不良とみられた。そのために奨学金の資格を剥奪され、さらに退学の憂き目にあっている。翌年に別の大学に復学するが、やはり数学以外の学科の成績が良くなく、学位取得試験に合格しなかった。大学を中退した後も仕事をせず、一心不乱に石板に数字を書いた。真剣に考え込んでいるとき、彼の表情は歪み、眼は藪にらみになった。何か發見すると、独り言を呟いたり莞爾《かんじ》としたり嬉しそうに頷く癖があった。計算の誤りに気づくと石筆を置く間も惜しむかのように、流れるような仕草で腕を体の方に曲げて肘を使って石板の文字を掻き消すのだった(31)(七一頁)。

彼は南インドの各地を放浪し、やっとマドラスで港湾局の経理部門で職を得ることができた。マドラスの港で、仕事の合間に、時間を見つけ、包装用紙や石板に計算式を書き続けた。その成果が二冊のノートに仕上がる。周りの人間はそのノートの内容を正當に評価できなかったので、イギリスの大学に送るように勧めた。彼はケンブリッジの三人の数学者にノートのコピーを添えた手紙を書き送った。ラマヌジャンが手紙を出した三人の数学者はH.F.ベイカーとW.ホブソンとG.H.ハーディである。はじめの二人はラマヌジャンのノートをよく調べもしないで、たわごととして放置した。誰の推薦もなくいきなり届いた見ず知らずのインド人の手紙に興味を抱くほど、彼らが酔狂ではなかったということかもしれない。あるいは多忙であったか。いずれもケンブリッジの大数学者であったからである。もしかすると、ラマヌジャンの数式の記号が、彼独特のもので慣れぬうちは判読困難であり、読めもしないノートを早々に屑箱に放り込んだのかもしれない。しかし、ハーディは違っていた。一度さっと目を通した後、放置していたが、どうしてもその内容が気になったのである。そこで改めて、それをまじめに調べ、さらに同僚のリトルウッドにもそのノートを見せて意見をもらった。そして、ハーディはそのノートの著者が驚くべき数学の才能の持ち主であることを理解した。このようにしてラマヌジャンはケンブリッジの数学者ハーディに見出され、彼の大学への働きかけで、ケンブリッジに特別研究生として招かれ、イギリスに渡るのであった。奇跡というか、運命の女神の計らいというか、とにかく彼はケンブリッジに現れたのであった。その後学士号を取り、二十九歳で王立協会フェローになった。ハーディの強力な後押しがあったからである。三十歳前に王立協会フェローに推挙されるのは異例のことであった。ハーディでさえ、王立協会のフェローになったのは三十三歳のときであった。ラマヌジャンはハーディに見出されて、彼の数学的才能とすぐれた業績を世に知らしめることになったが、それはハーディ自身にとっても決定的なことであったようである。

私の仕事にとって本當の転帰は、十〜十二年後の一九一一年リトルウッドとの長い共同研究を始めたころ、そして一九一三年にラマヌジャンを發見したころにやってきた。それ以後の私の最良の仕事はすべて彼らとの協同のものであり、彼らとの結びつきが私の生涯の決定的な出来事であったことはあきらかである。(23)（六一―六二頁）

ほぼ同じころ、ウィトゲンシュタインがラッセルによって見出されている。彼もアスペルガー症候群であった。(18・28) 當時のケンブリッジの知的風土が垣間見られる。

イギリス時代にもラマヌジャンには多くの奇行が見られた。彼は厳格な菜食主義者で、自らの〝掟〟に則った食事しかしなかった。ロンドンのあるインド人専用の宿泊施設で菜食者向けの飲み物を口にしたことがある。彼はたまたまそれが入っていた缶の説明書きを見た。そこには微量の粉末にした卵が入っていると記されているではないか。彼はやにわに荷物をまとめて外に飛び出し、ケンブリッジに帰ろうとしてリバプール駅に向かった。ところが、駅に近づくと独軍のツェッペリンが何トンもの爆弾を空から雨の如く投下した。それは卵の入った飲み物を飲んだための天罰であると、彼は知人宛の手紙に書いている(31)（二八五頁）。またあるとき、彼は友人を食事に招いたことがある。招かれたある婦人は、彼の勧めるスープを二杯目まで飲んで、さらに勧められた三杯目を断った。スープを三杯も勧める方がどうかしている。しかし、屈辱を感じた彼は、友人たちを自分の部屋に置き去りにしたまま、忽然と姿を消してしまった。

一九一八年二月、彼は自殺を試みる。地下鉄の駅から線路に身を投げたのである。幸い運転手が気づきブレーキを踏んで彼の身体の一メートル手前で止まった。その頃彼は希望していたトリニティのフェローシップを却下されていた。さらに、イギリスの生活になじめず、孤独やサナトリウムでの闘病生活が、彼を精神的に追い詰めたのかもしれない。

ラマヌジャンは、ハーディに言わせると、

モジュラー関数や虚数乗法定理を人跡未踏のレベルまで探求し、連分数の習得に至っては、とにかく形のうえであらゆる数学者を遥かに凌ぎ、ゼータ関数の関数方程式と解析的整数論に関する最重要問題の主要条件を独力で發見した人物が二重周期関数やコーシーの定理のことを全く知らず、複素変数関数については薄ぼんやりとした概念しかもっていなかったのです。数学的証明に関する彼の概念は曖昧そのものでした。彼の研究成果は、新旧や正誤を問わず、論証と直観と帰納法とが奇妙に混淆した思考プロセスから得られたものであり、當人でも論理的に首尾一貫した説明ができませんでした。(31)（二一二頁）

リトルウッドもまた、ラマヌジャンには証明とは何かということに対する明白な概念が欠けており、例証と直観が一つになると、その時點で判断を停止していると述べている。これはラマヌジャンが正規の数学の教育を受けなかったためではあろうが、彼が他から学ばず、独自で習得し、かつ發見をなしたためでもある。そして、リトルウッドのいう直観こそが、この偉大な数学者の創造にとって不可欠なものであった。ラマヌジャンは彼の数学的創造の秘密を次のように語っている。

眠っているとき、僕は異常な経験をした。流れ出る血で染められた赤いスクリーンがあった。僕はそれを眺めていた。突然一本の手がスクリーン上で何かを書き出した。僕は全神経をそれに集中した。その手は楕円積分の多くの計算結果を書いた。それらは僕の心に深く刻まれた。目が覚めるやいなや、僕はそれらを必死で書いた。[18]（四一〇頁）

あるいは、彼の氏神ナマーギリが自分の舌に方程式を書いてくれるとか、数学の着想が夢の中で閃くと、友人に語っていたらしい。[31] ラマヌジャンの夢に出てくる手はナマーギリの手であったのだ。彼は夢で数学の式を解いていたのである。彼のことばにもっと忠実に従えば、彼が数式を解いたのではなく、夢の中の人物が解き、彼はそれを書き写したのである。あるいは数式の解が夢のように、つまり映像として頭に浮かんだのである。数式の視覚化がここに生じていることが窺えるではないか。もし、これが事実なら、つまりラマヌジャンの数学的直観とは、少なくとも視覚的な思考が関与し、数学的な直観を働かせていたことになる。もう一つ重要なことは、数式の解が意識的に思考を働かせているときに想念に浮かんだのではなく、閃光のごとく向こうからやってきたことである。ハダマード[22]は、数学的發見の背後の無意識的過程の重要性を強調している。意識下にある計算過程が、直接視覚的に浮かび上がったと考えるしかないようなのであった。

ラマヌジャンは禁欲的な菜食主義とイギリスの気候と生活習慣の相違からくる精神的苦悩および孤独、さらに結核の罹患によって、病気療養のために一時的に帰郷する。しかし、故郷も彼の病んだ身体を回復させることはなかった。彼は帰郷の一年後の一九二〇年四月、わずか三十二歳で夭逝する。

フィッツジェラルド[18]が論じたように、ラマヌジャンはアスペルガー症候群であった。われわれは彼の数学的才能の背後で視覚的思考が作用していたことを確認できる。そしてまた、直観的に数式を解くことがあったらしい。ラマヌジャンも数論を偏愛し、素数に魅せられ素数定理と格闘したのであった。数論がアスペルガー症候群の数学者の好む領域の一つであるようだ。

（二）エルデシュ

ポール・エルデシュもまたアスペルガー症候群であったと思われる数学者である。エルデシュは一九一三年ハンガリーのブダペストで生まれた。両親は二人とも教師であった。エルデシュは、三歳で三桁の数の掛け算を暗算できた。ガウスよりも算術に長けていたかもしれない。四歳で負の数を自ら見出した(26)。彼もまた少年時代、あらゆる義務を放棄し、ノートを図形と式で埋め尽くす日々を送っていた(49)。幼年時代、感情に波があり、激しやすかった。いつも腕をゆらゆら動かしている、椅子から突然飛び上がる、不意に突進したかと思うと壁の手前ぎりぎりで急停止するなど、奇行の持ち主であったらしい。とにかく落ち着かない子どもであった。この特異な行動は大学に入学しても続いていた。彼は「性的な喜びがわからない」と話し、また極端に人との物理的接触を嫌った。少しでも手が触れると何度も手を洗ったのである。不潔恐怖を有していたようである。また、決して長い時間どこかに滞在することがなかった。突然知り合いの家に、訪問先の相手の都合を考えることなく、たとえそれが深夜であろうと、訪問するのであった。彼は数学的問題に関連する論文はすぐに思いつくのであったが、人の名前と顔を結びつける能力は完全とはいえなかった。彼は家を持たず、数学を教えたり、研究するために世界中を飛びまわり、定住することがなかった。そして、「一日のできる限りの多くの時間をその目的のために捧げた。それが証明と予想であった」[49]（二一頁）。彼は数学に対する修道士[49]なのであった。

彼の風貌はいかなるものか。

髪は白く、縮れた頬ひげが変な角度ではえていた。たいてい灰色のピンストライプの上着に暗い色のズボン、赤かカラシ色のシャツ、あるいはパジャマの上着を着て、サンダルか穴がたくさん開いた妙なハンガリー製の靴を履いていた。この革靴は偏平足で腱の弱いエルデシュのために特別にあつらえられたものだった。手持ちの衣装はすべて小さなスーツケース一つに収まり、さらに時代遅れの大きなラジオが十分入るほどのスペースがあった。持っている服があまりに少ないので、彼を泊めた人たちは一週間になんども彼の靴下や下着をあらわなければならなかった。[26]（一三頁）

彼の身に着けるものは靴下であろうと、下着であろうと、特注の絹製であった。絹以外では肌に異常が生じるらしかった。

エルデシュには不潔恐怖症があった。しかし、それ以上に、彼の常同的な行動や奇妙なこだわり、他人の目を気にしない奇行や他人の感情に配慮しない対人関係の様式から、彼がアスペルガー症候群であったと判断できる。フィッツジェラルド[17]もエルデシュをアスペルガー症候群であろうとしている。エルデシュは広大な領域の数学の問題に取り組んだが、整数論がとりわけ気に入った領域であった。またしても整数である。ただ、彼が視覚的思考を有していたかどうかはさだかではない。彼は一九九六年九月二十日に八十三歳で亡くなった。

（三）ペレルマン

ロシアの数学者ペレルマンは、「ポアンカレ予想」を証明し、フィールズ賞を拒否しただけでなく、「ポアンカレ予想」の証明に懸けられていた賞金百万ドルを拒否した男である。ペレルマンらしい特徴は、「時間の節約がきわめて重要な局面においてさえ、彼は狂おしいほどに正直[20]」（八頁）であることであった。ペレルマンは一九六六年にロシアで生まれた。十二歳のころのペレルマンの姿の描写の一つに次のようなものがある。

ペレルマンは、ほとんどすべてを頭の中だけで考え、紙に数字を書いたり、図を描いたりしなかったのである。問題を考えているとき、彼はいろいろなことをした。鼻歌を歌ったり、うなり声をあげたり、机にピンポン球を投げつけたり、体をゆらしたり、机をペンで叩いてリズムを刻んだり、ズボンの大腿のところをテカテカになるまで擦ったりした[20]（六七頁）

周囲の人から見ると、彼のこれらの行為は奇妙な常同行為とされたであろう。

十五歳のとき、ペレルマンはサマーキャンプのために母親から生まれてはじめて離れた。そのとき彼は身の回りを清潔にしておくことができず、衣類の着替えもしなかったために、友人が靴下や下着を着替えさせたのであった[20]（七三頁）。高校生になったペレルマンは、靴ひもを結ばずたらしたままで歩き回り、学校では何も食べなかったそうである。彼はまた、嘘をつけないばかりか、不完全な真実を口にすることさえできなかった。高校生になっても、日常生活の事柄に関してからきし何もできなかった。この傾向は大人になってからも修正されなかった。

十六歳で大学に入学した彼は、大学院に進むと幾何学を専攻した。彼は社会的規範にとらわれず、また自らに誠実に行動するのであった。彼は自らに課した規則に忠実で、その規則は「共同体に広く受け入れられているものよりは厳しかったのだが、他人に対しても、その厳しい規則に従うことを求めた」[20]（一二七頁）。ニューヨーク大学のクーラント研究所の世界的な幾何学者グロモフはペレルマンを最強の幾何学者と評価するのであるが、その彼のペレルマンについてのことばを引用しておこう。

彼には道義というものがあって、それを守り通している。それがまわりのみんなを驚かせるのさ。よくいわれるように、彼の行動が奇妙に見えるのは、彼が社会的規則にとらわれずに、誠実に行動してしまうからなんだ。この社会は、ああいう振る舞いを好まない。たとえあれこそが規範とされるべき行動だったとしてもね。[20]（一六〇頁）

この文から、人々の思いや感情を無視してひたすら、自らの行動規範に従って行動しているペレルマンのことがよくわかる。彼の誠実さは、自らの行動規範に対する誠実さであって、それは必ずしも人々との附き合いに対する誠実さではなかったのであった。ここからは、他人への配慮の欠けていることと融通性のなさが見て取れる。

二十六歳で研究のためにアメリカに来たペレルマンの風貌は、人目を引かざるをえなかった。顎鬚は無造作に伸び、髪の毛も長く伸びていた。さらに、爪まで伸びていた。身なりには全く無頓着であったのだ。身なりだけではない。毎日同じ服を着ていた。食べ物も、気に入ったもの(例えばロシア食料品店でしか手に入らない特殊な黒パン)しか食べなかった[20](一六四頁)。ここにも、融通性のなさ、常同行為、さらに対人的配慮の欠如が表れている。

二〇〇三年秋と二〇〇四年春に、ペレルマンはインターネット・アーカイブに三篇の論文を投稿する。このアーカイブは、学術雑誌に掲載前か、多くの場合投稿すらされていない論文のためのオンライン貯蔵庫である[58]。この三篇が「ポアンカレ予想」の証明であった。この証明の先取権に関して、中国人研究者の引き起こした騒動があったものの[58]、先取権はペレルマンにあり、しかもこの証明が正しいことが他の研究者によって確かめられたので、彼は「ポアンカレ予想」の証明者に与えられる百万ドルの懸賞賞金を受け取る権利を有することになった。しかし、彼はそれを受け取ることを拒否した。そればかりか、その後公に彼とは連絡が取れなくなったのであった。

二〇〇五年彼はサンクトペテルブルクのステクロフ研究所を突然辞めてしまう。さらに、彼は二〇〇六年の国際数学者会議でフィールズ賞を授与される予定であったが、その会議に出席することをも拒んだのである。これらの賞の授与は彼の規則に合っていなかったのであろう。それ以後彼は数学界から姿を消してしまうのであった。このとき彼は四十歳であった。

われわれはペレルマンの諸行動から、彼がアスペルガー症候群であると考える。ところで彼もまた幾何学を好んだ。やはりアスペルガー症候群の数学者の関心領域の一つが幾何学なのではないか。アスペルガー症候群の数学者は、幾何学や整数論がお好みのようであるらしい。ベルが述べた三大数学者の残りの二人、アルキメデスやニュートンはどうであろうか。

四．天秤の魔術師アルキメデス

アルキメデスは紀元前二〇〇年代に生きた人である。イタリア半島の長靴の爪先で蹴飛ばされている島、シシリー島は當時ギリシャの植民地であった。彼はその島の一画シュラクサイ（今のシラクサ）に生まれ、その地で死んだ。その時代の学問の中心地はエジプトのアレキサンドリアであった。彼はその地に留学したことはあるようであるが、その期間を除くと、ずっと生まれた土地で、生活し、死んだ。アレキサンドリアの学者とは手紙を通しての交流はあったらしいが、ほとんどシュラクサイを出なかったらしい。七十五歳の生涯であったようであるが、その最期はローマ兵による斬殺であった。

ポエニ戦争のさなか、カルタゴに味方したシュラクサイはローマ軍の猛攻にあった。ローマ軍は艦船の大群を投入してシュラクサイを襲った。アルキメデスは、彼の科学理論を応用したさまざまな手段で、さんざんローマの大軍をてこずらせた。ヨハネス・チェチェーズによると、アルキメデスは、敵の戦艦を城壁に向かって機械で釣り上げ、海底に沈め、巨大な投石機で岩を戦艦に向かって飛ばし、鏡を調節して太陽の光を集中させて戦艦の甲板に火を放った(38)。ローマの兵隊には神の仕業、あるいは魔法を見せられている心境だったに違いない。彼らは恐怖のために城壁に近づくことができなかったであろう。先の二つの力技は、梃子の原理を利用したクレーンや投擲機であったし、最後のものはきっと鏡を放物線上に並べたものに違いない。何しろ、アルキメデスは天秤の魔術師[24]であったし、放物線は自家薬籠中の曲線であったからである。さらに彼はナイル川の灌漑のために、河から水をくみ上げるスクリューを考案している。造船をおこなったとの記録もあるらしい。[47]残念ながら機械学に関する彼の著作は残されていない。彼は機械学を純粋な数学よりも一段低い学問と考えていたようで、それに関する著作はあえて残さなかったのであろうか。

アルキメデスは機械学に長けていただけではなく、物理学にもその天才を發揮した。天秤の力学を極めつくしたことはよく知られている。「私に立つところを与えてくれたら、大地を動かしてみよう」とは、人口に膾炙する彼のことばである。浮力の發見も彼の功績である。シュラクサイの王ヒエロンは、作らせた黄金の冠に銀が混ぜ込んであるとの密告を聞いて、冠に銀が混入されているかどうかを確かめるようアルキメデスに命じた。アルキメデスは解決方法を見つけ出すべく、この問題に没頭した。ある事柄に集中すると他のことに関心が向かないのが、彼の一番の特徴であった。考えに耽りながら、彼は風呂に入った。その時に、浴槽から水があふれるのを見て、その問題の解明法が頭にひらめいた。彼は裸のままでシュラクサイ王の住居に向かって駆け出した。そのとき彼が叫んだことばが、「ヘウレーカ、ヘウレーカ」であった。[63]「ユリイカ」はそれの英語風の發音で、後に詩人で小説家のポーが『ユリイカ』という宇宙論を書くことになる。もっとも、この浮力の發見も天秤を利用したものだとする説もあり、(24)そうだとすると、彼が裸のままで飛び出したとする逸話は虚構であったことになる。われわれとしては、裸で飛び出した話の方がアルキメデスらしくて、面白いのであるが。

さて、アルキメデスはアスペルガー症候群であったのであろうか。彼の詳細な伝記がないため、そうであったともそうでなかったとも、断定できない。ただ、いくつかのエピソードにみられる彼の言動が、アスペルガー症候群を匂わせている。プルタルコスの『対比列伝』には次のような逸話が記されている。

身辺につきまとっているあるセイレーンによってたえず魅惑されて、彼は食事を忘れ、身体についての配慮を怠ったということや、身体に塗油したり入浴したりするためにしばしば力ずくで引っ張っていかれると、彼はかまどの上に幾何学の図形を描いたり、油を塗られた自分の身体に指でもって線を引いたりして、大きな楽しみにふけり、真実、ムーサイ(九学芸女神)にとりつかれているのであった。(38)(三八八頁)

ある事柄に没頭すると、他のことは一切考慮しなかったアルキメデスの特徴がよく表れている。身なりもあまりかまわなかったらしい。いやいや身体に塗られた油の上に図形を描いて、幾何学の問題を解く快楽にふけっている。プルタルコスはそれを「ムーサイにとりつかれている」と表現した。また、次のようなことばもある。

アルキメデスはきわめて高い賢慮と非常に深い精神とあのように広い理論的知識を持っていたので、人間というよりはむしろ、どこかダイモンを思わせる包括的な判断力をもっているという名声や評判を発明によって得たけれども、その発明に関する書き物をあえて一冊も残そうとは思わず、機械学についての仕事や一般に実利に結びついたあらゆる技術を卑しく俗なこととみなし、生活の必要ということから純化された、美しく洗練された事物だけをやりがいのある対象と考えたのであった。(32)（三八八頁）

このように、アルキメデスは学問的にも生活上でも、純粋さを求め、世俗的な事柄にほとんど興味を持たなかったようである。彼の機械学の著作が残っていないのもむべなるかな。

彼の最期は、ヨハネス・チェチェーズの『歴史の書』に書かれている。敵のローマ軍の攻撃によく耐えたシュラクサイの町も、人々がアルテミス神の夜に祭礼に町を挙げて熱中し、ローマ軍の存在を忘れている間に、陸から攻め込んだローマ軍によって破壊された。アルキメデスの機械の活躍もあって、海岸線から撤退したローマ軍は、島の別の場所から上陸して、町の背後をついたのであった。町は大変な騒動であったであろう。その最中に、なんと彼は道端にかがんで、なにか機械に関する図形を書いていたのである。司令官にアルキメデスを連行するように指示されたローマ兵は、彼を發見し、連行しようとした。彼は図形に熱中していて、「おい、あんた、わしの図形からどいてくれ」といい放ち、引っ張られるのに抵抗した。そこでローマ兵は怒りにまかせて彼を切り殺したというのである。ここでもまた、ある事柄に熱中すると、他の事柄が眼中にないアルキメデスの行動特性が表れている。もっとも別の逸話も残されており、それによると、アルキメデスは天体観測のための機械をローマの将軍マルケルルスの下に持っていこうとしていたところ、兵士に黄金を容器に入れて持ちだそうとしたと疑われ、殺されたということである。(24)

ホワイトヘッドはアルキメデスを称賛して、「ローマには図形に熱中して殺されたアルキメデわれわれにとってははじめの逸話の方がアルキメデスにふさわしいように思われる。

スは一人もいなかった」と書いたが、(7) 歴史上でさえ、決闘で命を落とす数学者はいても、図形に熱中して殺される数学者は皆無なのではないか。

アルキメデスの人となりを知る手掛かりはこれだけである。これらの断片的逸話を基にして、彼がアスペルガー症候群かどうかを判断するのは不可能というほかはない。だが、少し目を凝らせば、アスペルガー症候群の姿が垣間見られはしないであろうか。そう思いたい。

アルキメデスの足跡は、すでに述べたように機械学と物理学と数学に刻まれている。機械学の著作は残されていない。しかし、エジプトの揚水機、クレーン、投擲機、發火装置、造船などに携わった逸話が残されている。物理学に関しては、太陽の直径や月の直径の測定、一年の長さの測定、宇宙の大きさの測定、天秤の力学、浮力の發見などの彼の業績が、今も伝えられている。

彼がもっとも力を注いだのは、「生活の必要ということから純化された、美しく洗練された事物」である数学であった。彼の生まれる以前のギリシャの数学はピュタゴラス学派とエウクレイドスによるものが支配的であった。ピュタゴラス学派は整数が宇宙を構成する元であると考え、そのため無理数を認めなかった。ピュタゴラスの定理からはどうしても無理数が出現するので、彼らはそれを知っていたに違いない。だが、決して教団の外部に漏らすことはなかったという。その秘密を洩らした仲間を暗殺したという逸話さえある。(34) エウクレイドスの数学の大部分は幾何学である。「公理」には数をあつかった箇所もある。数の定義や比例の定理を述べた箇所である。そこであつかわれる数はもちろん整数であった。

さて、アルキメデスであるが、彼はこのギリシャの伝統をはるかに超えた地點にまで達していたのであった。もちろんアルキメデスもギリシャの人であった。この時代、代数学はまだ發明されておらず、もっぱら幾何学と比例が数学的考察の対象であった。数ももっぱら整数であった。そのために、アルキメデスの用いる道具はピュタゴラスやエウクレイドスと同じ幾何学と整数である。しかし、彼の関心はエウクレイドスの幾何学の証明と体系構築とは違っていた。なるほど、アルキメデスも幾何学と比例を用いはしたし、純粋の数学の研究を志した。だが、彼の数学は、エウクレイドスの数学をもっと実用的な方向に開拓する點に特徴があったように思われる。エウクレイドスの方法は、公理から初めて、定義があり、それに基づいて、ある事柄を証明して、新たに定理を見出し、それによって幾何学の体系を築くことであった。幾何学の厳密性、証明の明証性が、そこにはある。しかし、それはさしあたって実用性を持たない。例えばピュタゴラスの定理を幾何学的に証明することは、定理の証明としては美しい。証明法がいくつあるかも興味のあるところである。エルデシュは、十七歳のときすでに三十七種類の証明方法を知っていたらしい。[49] だがこのことは、実用的ではない。数学は実用性を目指すものではないし、もっとも無用な学問であるがゆえに美しい。[23]

しかし、アルキメデスの関心はもっと別のところにあった。現実の現象の数学的解明である。例えば、梃子の原理は、クレーンや投擲機の作用の解明であったし、浮力は冠の不純性の解明のために思いついたものであったし、造船の技術の基にある原理であったであろう。「砂粒を数えるもの」と題する大きな数に関する考察も、その目的は宇宙の大きさの測定にあった。自然の諸現象を数学によって解明しようとする精神は、ガリレオに代表されるルネッサンス以降のことであるが、アルキメデスはそれよりも千五百年以上前に、その精神を持っていたのである。そして、この方法はニュートンの手によって、見事に開花する。

彼の天才性は、無限と天秤を縦横に駆使して面積や体積を測定する方法に、もっともよく發揮された。當時ギリシャ文明圏にもちろん無限ということばはあったし、無限は考察の対象になっていた。ゼノンのパラドックスが一つの例である。甲地點から乙地點に向かって一定の距離を勇者アキレスが馳せる。乙地點に至るまでにアキレスはまず一定の距離の半分を走らなければならない。半分の地點にたどり着くと、今度は残りの距離の半分を走らねばならない。さらに、その半分を走っても、次には絶えず残りの半分の距離が目の前にある。どこまで走っても残りの半分の距離が残る。はじめからみると、半分の半分の……半分が目の前に必ずある。この論によると、永遠にアキレスは目的地にたどり着けない。[37] しかし、現実にはアキレスはやすやすと目的地にたどり着く。ゼノンのパラドックスは、無限のあつかい方によってしか、解けない。しかし、それを数学的にあつかう方法が、當時はなかったのである。あるいは「宇宙に縁があるのか」という素朴な發想がある。縁があるとして、その縁に立って、その向こうに手を伸ばすことができるのなら、その向こうに空間はあるであろう。もし壁があって手を伸ばせないとしたら、その立脚地は壁があるために縁ではなくなる。だから宇宙は無限であるとアルキュタスは考えた。[39] アリストテレスは、無限に言及しているが、それは「可能性としてあるものであって、現實的には不可能なもの」[3] を表し、また通過することができないものであった。アリストテレスにとって、宇宙は円蓋で閉じられた有限のものだったのである。

このような思想的環境にあって、しかし、アルキメデスにとっては、アリストテレスにとってと違って、無限は操作可能なものであって、不可能なことでもなかった。「可能性」ではなく、

「現実性」であった。彼は有限から無限へと鋭い直観的洞察によって軽々と跳躍する。「円の測定」と題する論文で[38]、彼は円の面積は、その円の半径と円周が直角をはさむ直角三角形に等しいことを証明している。これはエウクレイデスがおこなった円に等辺等角な十五角形を内接させることの証明のはるかに先を歩いているアルキメデスの姿なのである。内接多角形と外接多角形で円を挟み、両方の多角形の角の数を限りなく増やしていくと、円の中心を頂點として半径と多角形の一辺で形成される三角形の面積は、その三角形によって円の中心にできる角で区切られる円周の一部の長さと半径の積の半分にかぎりなく近づく。多角形の一辺は角をどれほど多くしても、円周とは重なることがないというのが、ゼノンのパラドックスの根底にある思想であったが、アルキメデスは多角形の角を無限にどこまでも増加させると、多角形の周囲の長さは円周に一致するようになることを幻視する。この論理の正しさは、内接する多角形と外接する多角形で円を挟むことによって確保される。彼には極限で二つの多角形の周囲の辺と円が限りなく近づき、その先で一致するところが見えたに違いない。これは近代の積分の方法である。もちろん近代の微分積分学は辺が円周に近づくことを厳密に定義するのであるが、しかし、それでもその飛躍は飛躍である。つまり、無限小の二乗以下はないものとして無視する。このことによって、微積分学は

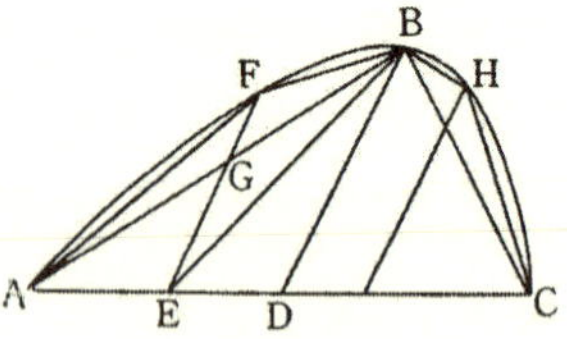

図1[38)]

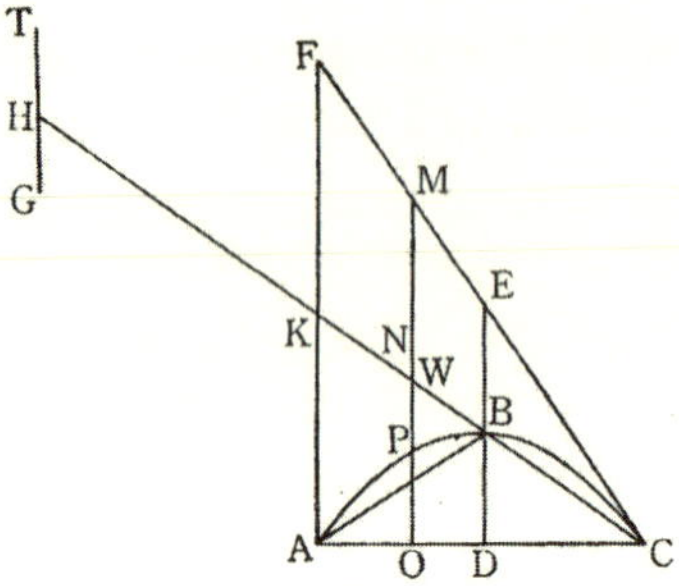

図2[38)]

始まった。微妙な距離を、アルキメデスは幻視によって飛躍あるいは超越する。その一端が放物線によって囲まれた領域の求積法に見られる（図一）。これは円の求積への無限の操作の応用例といえるであろう。だが、彼はここに留まらない。なにしろ彼は天秤の天才であり、地球をも動かして見せようとする膂力の持ち主である。放物線に囲まれた領域の求積に天秤の原理と無限の操作を用いる（図二）。細いどこまでも細い幅のない線の如く、しかし幅のある領域が一つ一つ、彼の頭の中の風景では、天秤の一方に移動し、次々に重なっていく。この方法を彼は放物線を回転させてできる立体の求積にも用いている（図三）。このとき、放物線体の薄い薄い一片がひらひらと天秤の先に場所をとらずに一點でつりさげられる様子が、現実には不可視ではあっても、彼の眼にはありありと見えたに違いない。その技は球の求積にも用いられる。さらに、回転放物線体と円錐の体積の比も求められる。アルキメデスは幻視の思考を極限まで發揮した思想家なのであった。この幻視の思考が彼を実用的な課題に取り組ませた背景でもあったのではないであろうか。

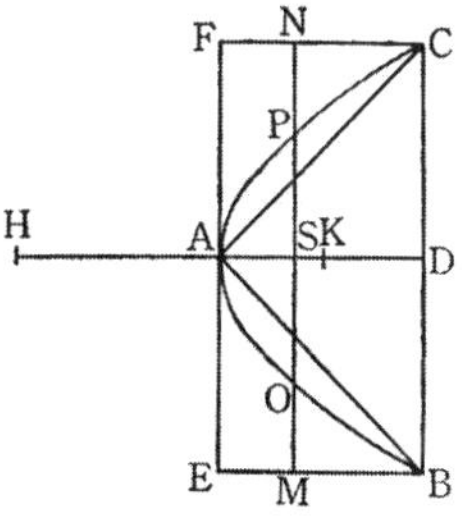

図3[38)]

五．巨人の肩に乗るニュートン

ニュートンは一六四二年にイギリスの田舎であるウールスソープで生まれた。丁度ガリレオが死んだ年である。ケプラーは十二年前にすでに亡くなっていた。ニュートンが活躍する素地はできあがっていた。

ガリレオは物体は重くても軽くても、同一の高さから同じ時間に落下することや、落下の距離は落下時間の二乗に比例することを發見していた。だが、ニュートンの思考にとってもっと重要であったのは、ケプラーであった。ケプラーは一五七一年十二月二十七日に生まれた。祖父はドイツの一都市ヴァイルの市長を務めたが、父親は残忍で傭兵として、どこかの戦地で亡くなったらしい。母親の叔母は魔女として火刑に処されたが、母親自身も魔女の誹りを受けて、火炙りにされるところを、ケプラーの尽力で助かっている。ケプラー自身も占星術師であり、ヴァレンシュタイン公附きの宮廷占星術師として、生涯を終えた[34]。

ケプラーは最晩年まで、太陽系の惑星は中心から入れ子状に並んだ五つの正多面体の距離にある軌道を描くと信じていた（図四）。もしそうなら、惑星の軌道は円になる。しかし、彼は、惑星は楕円の軌道を描くことを、火星の軌道を調べることで發見した。また、惑星の軸が太陽を周回するときに掃く面積は時間単位で同じであることも見出した。それまで誰もなしえなかった法則を観測結果を基にして導きだしたのである。だが、彼の天才的直観を示すのは、「惑星の公転周期の二乗と太陽からの平均距離の三乗とが比例する」という

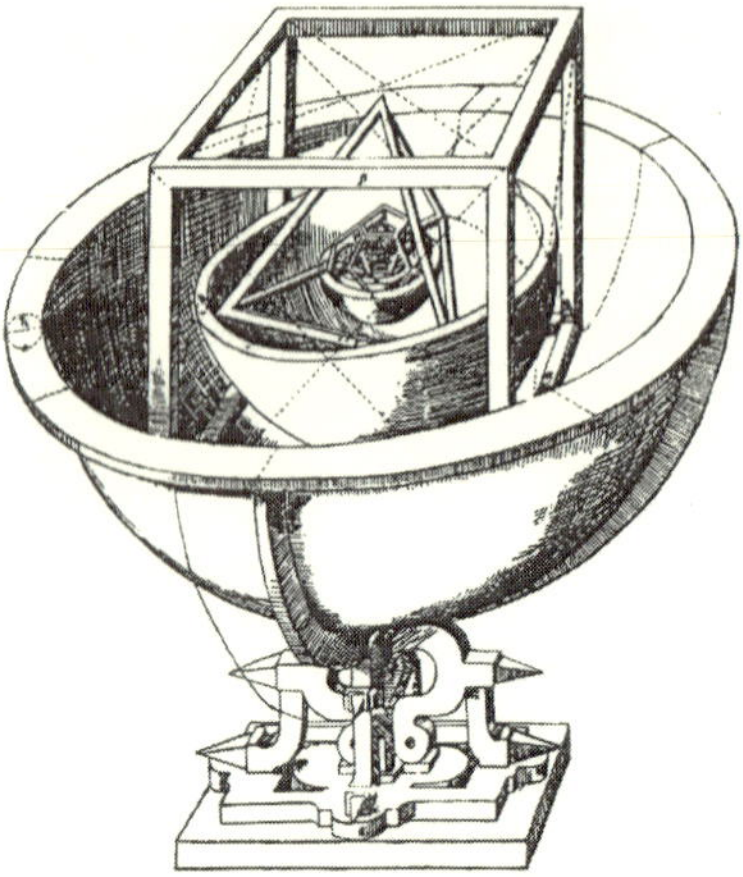

図 4[34]

有名な法則であった。[33] 彼はこれを火星の軌道を眺めつつ、あくなき試行錯誤の計算の末に直観的に把握した。だがこの法則の数学的証明は、彼にはできなかった。とてつもない数学的才能を必要としたのである。ニュートンの活躍する素地はできあがっていた。

ニュートンの父親は小さな荘園の領主であったが、自分の名前を書くことができなかった。文字を知らなかったのである。當時、ほとんどの人は文盲であったようなので、この父親が名前すら書けなかったとしても、奇異とするには及ばない。父親はニュートンの母親と結婚して、六ヵ月後に死んだ。ニュートンは父親が死んでから三ヵ月後に生まれた。母親の胎内にせいぜい九ヵ月しかいなかったことになり、月足らずで生まれた。當然未熟児であった。誰もこの子が生育するとは考えなかった。しかも、母親は夫の死後三年にして、牧師と再婚した。母親は結婚先に息子を連れて行かなかったので、ニュートンは母方の祖母に育てられることになった。母親とは三年間しか一緒に暮らさなかった。ニュートンは両親の愛を十分に受けることがなかったことになる。

ニュートンの性格に触れた際に、ウエストフォール[64]は、ひねくれ者で、極端に神経質で、また少なくとも中年期の間、精神障碍すれすれのところをたえずうろついていたと述べている。この神経質でひねくれた性格は、生まれる前に父親が死に、三歳で母親と別れざるをえなかった生育歴に由来すると論じる者がいる。(12) このような論が適切かどうか、また彼がひねくれ者であったかどうかを調べてみる必要がある。

彼は一人っ子の男児であったから、當然父親の残した小さな荘園を引き継ぐべく期待された。だが、父親と違って文字を学ぶために、生家に一番近いグラマースクールに入学する。母方の叔父がケンブリッジで学び、牧師をしていたことが、そうさせたのかもしれない。ニュートンに学問をもたらしたのは母親の家系である。入学したとき、彼は成績の一番下のクラスに編入され、しかもそのクラスでの成績は下から二番目であったといわれている。後の天才性を示す才気煥發の子どもではなかったようである。しかし、それは通常の学業上のことであり、空いた時間には風車や日時計をこしらえたり、医薬の調合にも独自の研究をしていたらしい。機械や化学に特別の興味を持っていたのである。医薬の調合に関する興味は、下宿先が薬剤師の家であったことも影響しているかもしれない。しかし、後年彼が錬金術の研究に多大なエネルギーを注いだことを考えると、化学への興味は彼の生来のものであったかもしれない。また、火を灯した提灯を凧に着けて、夜空に揚げて、人々を驚かしたこともあった。通常の子どもの所業ではなかったらしい。学業の成績が悪かったのは、最初の頃だけで、その後は学業に身を入れ、主席にまでなったらしい。やればできたのであるが、興味がなければ、力をその方面に注がなかったのである。

グラマースクールを卒業した後、彼が十四歳のときに、母親がもどってきた。再婚相手が死亡したためである。母親は、彼を荘園の領主たらしむべく、羊の世話をさせたり、家業に必要な物を市場に買いに行かせたりする。しかし、彼はそれらには全く興味を持たなかった。牧童とともに羊の放牧に出かけた彼は、羊の群れを牧童に任せて、途中で小川に、水車を据えつけ、ダムや水門を作って遊んでいたらしい。家の召使いたちにとっては、無愛想で、不注意で、食事さえ忘れるニュートンは、理解を超えた人物であり、愚か者、怠け者として映った。母親は領主の仕事に向かないと考え、彼の叔父の意見もあって、牧師にするためにケンブリッジにやることにしたのである。召使いたちは、「あいつは大学に行くしか能のない奴だ」といいあったらしい。的を射た評価といわざるをえない。

ケンブリッジでもニュートンの奇行は有名であった。孤独でふさぎこみ、交友もほとんどなかった。ケンブリッジで二十年間部屋を共有し、ニュートンの数々の実験を手伝ったであろうウィキンズに対してさえ、ニュートンはウィキンズが大学を離れたのちには、貸借料と配当金を転送する際の短い手紙を四、五通書いたきりであった。

彼が、散歩中に思いついたことをフェロー専用の砂利道に書き、そのまま放置した図を、他のフェローたちはよけて通るようになった。ルーカス教授になった後も、彼は講義のために教室に出て行く以外は、ほとんど居室を出ることがなく、研究に没頭した。彼の部屋を訪れる者は二、三人を除いてほとんどいなかったらしい。公式行事以外では大食堂で食事を摂ることもなく、極めてまれに大食堂に出るときでさえ、靴の踵を踏みつぶしたままで、ストッキングの紐を結ばず、法衣をひっかけ、髪の毛もほとんど梳かない姿であったらしい。彼にとって大学の規則や儀礼は念頭にないようであった。彼は一六八八年に国会議員になったが、その議会の開催中、彼が發したことばはひとこと、「隙間風が冷たい」であったらしい。ハンクリー・バートンの証言によると、ニュートンは自分の庭での散歩を楽しんだらしいのであるが、自分の庭を大変に気に入っており、一本の雑草が生えるのでさえ我慢がならなかったようである。

クラークら(12)によると、ニュートンは偏狭で癇癪持ちであった。また、嫌悪感を持つと、それは偏執的でさえあった。フックやフラムスチード、あるいはライプニッツがその対象となった。クラークらはニュートンの天才は偏狭と癇癪で捻れてしまい、彼の真正な科学的前進は錬金術、占星術、宗教的過激主義とごっちゃまぜになってしまった。彼が科学に大きく貢献したことは何人も疑わないだろう。しかし彼の著作の中には荒れた心の混乱ぶりを窺わせるものもあった。彼の考えに疑問を抱く人に対して彼が爆發させた激しい憎悪は、均整のとれた気性の持ち主の態度とはとても考えられなかった。(12)（四五頁）

と述べる。

フックは長年ニュートンのライバルであった。フックは、ニュートンと少なくとも三度衝突をしている。一度はニュートンが反射望遠鏡を王立協会に提出したときであり、二度目はニュートンが光の性質に関する論文を提出したときであり、三度目は引力が中心からの距離の二乗に反比例するという考えの先取権に関してであった。(40)フックが死んだあと、ニュートンは王立協会の会長に就いた。その後、協会の理事の誰もが知らないうちに、王立協会のそれまでの事実上の掌握者であった前事務局長のフックの肖像画が壁から消え、さらに彼の作ったさまざまな実験道具も協会から取り除かれたらしい。(12)

當時グリニッジ天文台の台長であったフラムスチードの観察記録を、ニュートンは月の軌道の計算のために必要としていた。再三ニュートンは正確な観察記録をフラムスチードに要求し、そのたびごとに彼はニュートンの要求に応えるべく、所有のデータを渡した。しかし、それはニュートンの満足のいくものではなかった。當時の観察器具では、ニュートンの要求する正確さに応えるのは無理なことなのであった。ニュートンはフラムスチードが故意にデータを隠していると考え、フラムスチードとの約束を反故にするだけでなく、フラムスチードの弟子であり、電気通信実験を世界で初めておこなったスチーヴン・グレーの論文の王立協会の雑誌への掲載を陰で阻んだのであった。[12] さらに彼が造幣局の監査になったとき、贋金づくりに対して容赦のない厳罰を加えたことなどに假借のなさ、執拗性、徹底性が見て取れる。

これらの記述を見ると、ニュートンは姪の夫であるコンデュイットが、「勤労、忍耐、謙虚、節度、温和、人情、慈善、博愛の絶えることのない連続で、邪悪のかけらもないのであった」と記述するニュートンの性格は、そのまま額面通りには受け取れない。確かに、邪悪ではなかったし、勤勉であったが、人に対して謙虚であったとか忍耐強かったとは到底思えない。

河内[32]によると、ローゼンフェルトは、ニュートンの知性の特徴を分裂病圏に属するものとしている。確かに彼は五十一歳のときに、一時期抑うつ状態になり、精神病の一歩手前までいったことがあったらしい(64)。しかし、これは数ヵ月で回復している。このころ彼は大学を辞めようと思っていたが、その後の就職先が決まらないことや、若い弟子とのつらい離別などがあって、それらが彼を抑うつ的で、かつ妄想的な状態に至らしめたらしい。このような状態は、この時期以外には見られない。後で述べるように、彼がアスペルガー症候群であったとすると、分裂病圏の状態としなくても、この症状の發現は理解できる。アスペルガー症候群の人が、つらい環境に置かれたときに、状況依存的に妄想観念を抱くことがときとして見られる。このことはよく知られたことである。

クラークら(12)は、幼少時に無視された傷痕がニュートンについてまわり、そのことが大人になってからも他人と密接な関係を築いたり愛情を表現したりすることを難しくしたと論じているが、そうであろうか。フィッツジェラルド(16)はニュートンがアスペルガー症候群であったと論じている。人の思いや社会的ルールを無視する行動、ある事柄への偏執的なこだわり、強迫的な傾向など、彼の行状を見ると、われわれも彼をアスペルガー症候群と思いたい。ジェームス(29)もニュートンをアスペルガー症候群であったとしている。彼はニュートンには相反する特徴が見られたという。

吝嗇であると同時に寛大で、控え目でありながら誇大妄想の傾向があり、その精神は高潔であると同時に無節操だった。極めて論理的で、科学的手法を採用することにかけては模範的でありながら、非論理的な妄想を心に抱く錬金術師でもありました。ニュートンの行動は彼の気分や考え方と同じく矛盾に満ちています。（五七頁）

相反する特徴がすなわちアスペルガー症候群の存在を示唆するわけではないが、高潔であると同時に無節操というのは、一般の倫理的観念に照らした判断であって、ニュートンは対人関係では決して高潔でもなく無節操でもなかった。われわれは彼をアスペルガー症候群であったと推測する。

フィッツジェラルド(18)は、アスペルガー症候群の天才には「自閉的攻撃性」が認められると述べているが、ニュートンにもそれが認められるようである。フックへの復讐としか思えない行動や、ライプニッツとの執拗な微積分法の先取権を巡る論争のやり方は、この攻撃性の表れと考えると、よく理解できる。

ニュートンがケンブリッジに入学した時、大学では数学は講義にはなかった。彼は入学直後に数学に興味を持ち、ほぼ一年間で誰の指導を受けることなく、十七世紀の解析学の全成果を自家薬籠中のものにしたばかりではなく、それをはるかに超えた数学的創造を行っていた。(64) 新しい数学、つまり流率法とその逆、光と色の新しい理論および万有引力の法則という大發見を成し遂げたのは、(52) 彼が二十三歳および二十四歳のときであった。一六六五年から一六六六年の二年間は驚異の年といわれている。

ニュートンの簡単な履歴を書き記しておこう。ニュートンが生きた當時のイギリスは、内乱の時期であった。王政が倒れ、クロムウエルの護民官政治が五年間続く。ニュートンが生まれたのはこのさなかであった。すぐに王政復古がなされた。しかし、その後立憲政党政治の時期があり、一六八八年に名誉革命が起こる。イギリスの政情は大激動の時期にあった。その間彼はケンブリッジにあって、世情との関わりを持たず、ルーカス教授になった後は、研究生活のほとんどを、錬金術とキリスト教の歴史に費やしていたのである。

ニュートンの経歴を記述するには数行で足りる。

一六六〇年　ケンブリッジ入学

一六六九年　ルーカス教授
一六九六年　造幣局幹事
一六九九年　造幣局長官　終生この地位にあり、彼の死後は姪の婿コンデュイットが継いだ。
一七〇三年　王立協会会長　終生この地位にあった。

これを見ると極めて簡単な履歴であるが、彼の成した学問的業績項目を書き表すには数ページのスペースが必要となるであろう。彼の業績を領域ごとに区分すると、数学であり、物理学であり、聖書の研究であり、錬金術であった。

ニュートンの数学研究は彼が二十三歳のときにペストのためにケンブリッジを離れて、故郷のウールスソープに帰省していたときに集中しておこなわれた。彼の手稿を見ると、一般二項定理の発見から微分（流率）の計算法の開発がおこなわれたらしい(59)。しかし、不思議なことに、彼が『プリンキピア』で用いた証明方法は、彼の開発した流率法ではなかった。幾何学を用いて証明したのであった。そのため、『プリンキピア』は恐ろしく難解な書物となった(66)。

ニュートンの方法はアルキメデスを彷彿とさせる。アルキメデスは、天秤を利用して安置してある円錐体から限りなく幅のない薄片を一枚づつ剥離して、天秤の一方に掛けて釣り合いをとり、その均衡の成り立ちを基にして体積を求めた。一方、ニュートンは幾何学図形をわずかづつ移動させることによって、惑星の運動の法則を証明したのであった。これは解決すべき問題の性質の違いによるといってよいであろうし、ニュートンがアルキメデスと違って、デカルトやカバリエの無限のあつかい方をすでに知っていたことによる違いでもあるであろう。円の周囲を回る黠が移動するにつれて、黠と中心を結ぶ線と黠の移動する軌跡が囲む面積、つまり半径が掃く面積は単位時間ではおなじである、要するに面積速度が一定であることを証明する図を見てみよう。『プリンキピア』[41]の命題一、定理一である（図五）。これにより、ケプラーの第二法則の円の場合が証明される。もちろんニュートンは楕円に関しても証明しているが、これを理解するには、もっと複雑な楕円の幾何学的知識が必要である。

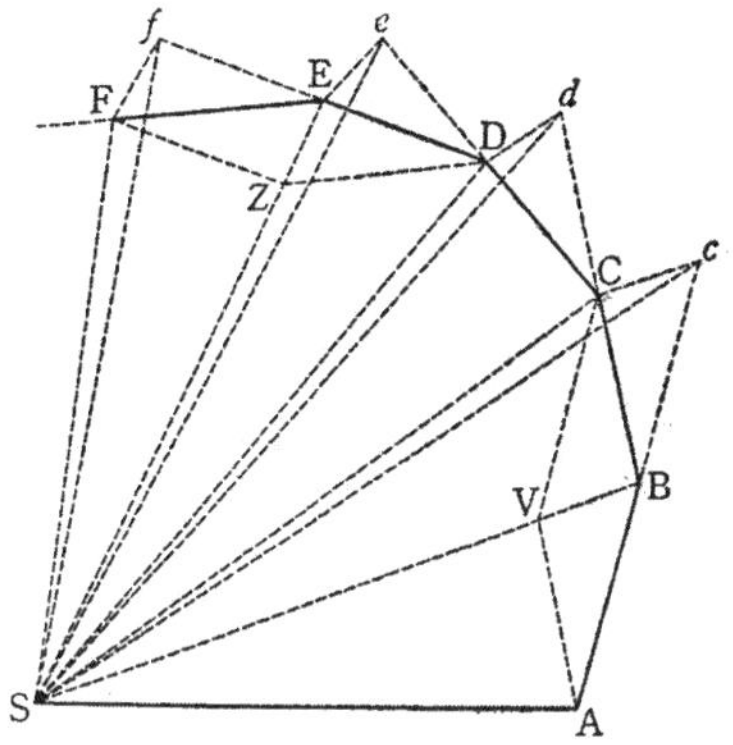

図５[41)]

さらに、『プリンキピア』の中心ともいうべき、中

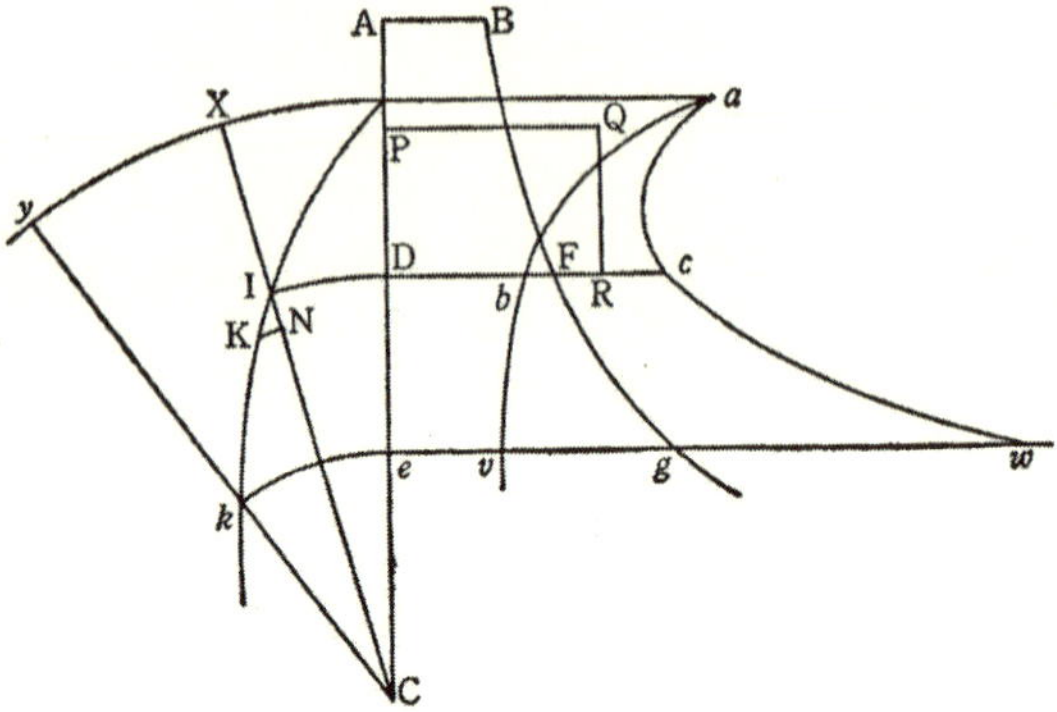

図 6[41)]

心からの距離の逆二乗に比例して動く運動はどのような図形を描くかという、ハレーの質問に対する答えの証明図を見ておこう。命題四十一である（図六）。これを理解するには相當の数学的素養を必要とするのだが、この図形を着想するのは天才を必要とするであろう。

　ニュートンが太陽が惑星を引っ張る力は中心からの距離の逆二乗に比例することを証明したとき、それを最初に示唆したのは自分であると主張したのはフックであった。だが、引力が距離の逆二乗に比例することは、當時の知識人の間ではよく知られていたことであった[64]。フックは勿論のこと、ハレーやレンも知っていた。ニュートン自身『プリンキピア』の命題四、定理四の注解中で彼らの名前を挙げてそのことを書いている。しかし、なぜそうなのかを誰も示すことができなかった。そして、楕円軌道を描く物体は中心からの距離の逆二乗に比例することを、数学的に示したのは、まぎれもなくニュートンであった。しかし、ハレーがニュートンをケンブリッジに訪れて、質問したのは「中心からの距離の逆二乗に比例する力で引かれる物体はどのような軌跡を描くのか」である。恒星を中心として楕円軌道を描く惑星の受ける力はどのようなものかという「順問題」に対して、この設問は山本(66)によると力から軌道を求める「逆問題」であった。ケプラーの惑星の運動の三つの法則、つまり（一）惑星の軌道は楕円である、（二）惑星と中心の恒星を結ぶ半径が掃く単位時間の面積は一定である、（三）惑星の公転周期の二乗は中心からの平均距離の三乗に比例する、は知られており、當時すでにオランダのホイヘンスは、遠心力が速度の二乗に比例し、中心からの距離に反比例することを示唆していて、これとケプラーの第三法則を組み合わせると、引力は中心からの距離の逆二乗に比例することが導き出せることを示していた(69)。問題はそれをどう数学的に証明するかであったし、またその逆問題つまり、逆二乗に比例する力で引かれる物体はどのような図形を描くかを示すことがハリーの提示した問いであったのである。山本(66)は、ニュートンはこの「逆問題」を解いていないのではないかと述べる。

そのままでは誰にでも使いこなせる道具を与えることにならなかったという「プリンキピア」のこの欠陥の、もう一つのそしてより本質的な根拠は、その記述形式そのもの、すなわちニュートンの幾何学的な定式化にあった。というのも、ニュートンによるあつかいでは、力から運動を求める「逆問題」は、たとえ解の一意性が保証されたとしても、結局は求める解曲線を天下りに与え、それが運動の第二法則を満たしていることを事後的に示すという形でしか解くことができないからである。それゆえ求める解が事前に分かっていなければ、解曲線を求めるために、試行錯誤によるか、さもなければ余人には真似のできない天才の閃きという非合理に頼るしかないのである。[66]（七二頁）

ニュートンの幾何学への偏執が、事態の理解を困難にし、また、微分法の發展がニュートンを生んだイギリスではなく大陸の人々の手によってなされることになったのであった。

ニュートンがフックの賛辞に対して、「自分は巨人の肩に乗っただけです」と答えたのは、光と色の理論に関する論争後であって、まだ『プリンキピア』は出版に至っていないばかりでなく、構想さえされていない。そのとき、彼の頭にあったのは、もちろんフックではない。マズール[37]に

よると、

ニュートンが、自分が肩に乗ったという巨人たちに華やかな賛辞を贈った時、その念頭にあったのは、座標幾何学の道を開いたルネ・デカルト、それからアルキメデスによるらせんの面積に関する研究をいわゆる取尽くし法を用いてそれぞれ独自に拡張したエヴァジュリスタ・トリチェリ、ボナヴェントゥラ・カヴァリエ、ジル・ペルソンヌ・ド・ロベルヴァ、ピエール・ド・フェルマー、ブレーズ・パスカル、ジョン・ウォリス、さらにはサンヴァンサンのグレゴリー、師のアイザック・バロー、そして歴史的に埋もれた多くの人々だったろう。しかし、そこにはケプラー、ガリレオ、コペルニクスなど、ニュートンのもっとも有名な成果、逆二乗法則というもっとも美しい法則と重力の概念とが結びつくのを助けた人々の名ははいらない。（一四五頁）

とのことである。だが、ニュートンのこのことばが、光と色の論争後のものであることを前提にすると、マズールの説明は的を射ていない。彼のことばは、フックとの論争を経た後、フックが和解を申し入れた際に、手紙に書いたことばである。このときはまだ逆二乗の法則をニュートンは提示していない。フックはそれ以前に『ミクログラフィア』という、光の性質に関する書を出版し、かなりの評価を得ていたし、ニュートンもそれを読んだ。だから、フックは光の理論に関して一家言を有していたし、『ミクログラフィア』出版時ニュートンはまだ研究者の間では無名の存在でしかなかった。そして、フックはニュートンの説に対して厳しい批判を向けた。しかし、フックの光についての研究は、大部分それ以前になされたものであり、フックの論述はニュートンにとって、否定的媒介でしかなかった。フックはニュートンは論争相手には容赦はなかった。フックの背中は十六歳のころまではまっすぐであったが、それから曲がり始め、齢を重ねるごとにひどくなったという。巨人というニュートンのことばはフックを揶揄しているのかもしれない[40]。

逆二乗の証明に関しては、アルキメデスやエウクレドスは念頭にあったように思われる。しかし、デカルトはどうであろうか。彼に対しては大いなる反撥を感じていたのではないか。ニュートンの著書の名前『Principia mathematica』はデカルトの『Principia philosophiae』に由来するとしてよいと思われるのであるが、ニュートンがその著作の中で運動の原則を定義づけたとき、それはデカルトの運動論の徹底的な批判の上に成り立っていた[69]。また、彼はデカルトの始めた代数学をことさら拒否して、惑星の運動を幾何学的に証明している。そして、ニュートンはデカルトの渦巻宇宙説をとらなかった。つまり、彼の学説は悉くデカルトの批判の上に立っていた。また、デカルトの哲学を激しく批判したロックと親密な関係にあった(64)。だから、デカルトは彼の頭の中では巨人ではなかったであろう。ケプラーは念頭にあったものと思われる。何よりもその天才的な惑星の運動に関する成果を、ニュートンは自らの研究の基礎としていたからである。ガリレオはどうであろうか。ガリレオの物体の落下の距離が時間の二乗に比例するとする法則は、時間を横軸に、そして速度を縦軸にとると、距離は時間と速度によって描かれる三角形に相當する。この考えはニュートンの幾何学的思考にかなうものであったのではないであろうか。『プリンキピア』の公理、または運動の法則の系Ⅵで、ガリレオについての言及がある。

ニュートンはライプニッツと同様に、しかしライプニッツよりも早く、微分と積分の技法を開發していた。この両者が微分積分の技法の先取権を争ったことは有名であるが、今となっては、両者は別々に、しかし、ニュートンの方が早くそれに気づいていたとされている。しかし、ニュートンが、微分積分の技法を見つけ出したのは、すでに述べたように彼が二十三歳のとき、ペストを避けるためにケンブリッジを離れて郷里に疎開していたときの出来事であった。彼はこれを流率法と名づけた。だが、公表はしなかった。また、『プリンキピア』でもその方法が用いられることはなかった。驚くべきことに、彼は惑星の運動を幾何学的に証明したのであった。だから、ライプニッツはニュートンの流率法を知る由もなかったのである。にもかかわらず、ニュートンはライプニッツが自分の覚書をこっそりと見たといって、微分積分法の先取権争いをした。山本(66)は次のように述べる。

フックとの確執やライプニッツとの論争を見ると、ニュートンは学問上の論争と人格的な批判を混同しているのではないかと思えるようなところがある。少なくともニュートンは学問上自分と対等かそれに近い能力をもつ人物とフランクに議論できないようだ。（六九頁）

［引用文の人物の氏名のアルファベット表記をカタカナ表記に変更した］

ここにも彼の「自閉的攻撃性」が顔をのぞかせていると思えないであろうか。

ニュートンには幾何学的な好みがあったように思われる。しかも図形を動かすことによって引力の法則を証明した。ここでも、彼が実際に太陽を中心として回る惑星の運動が、彼には目に見えていたと思いたい。ニュートンは視覚的思考を持っていたとわれわれは思いたい。彼が自ら發明した流率法ではなく、幾何学的に難解な証明を行ったことを見れば、アルキメデスにも似た幻視によって、彼は図形の運動するさまを見たのではないかと、われわれは想像したくなるのである。

六. 自閉症と数学的才能

人間の知的活動は、生まれたとき何もなく白紙の状態であり、感覚を通して知覚されたものによって、形成されると論じたのはロック[36]であった。しかし、この単純な知能獲得説に対して、いち早く反対を唱えたのはライプニッツ[35]であった。今では知能が感覚により形成されるとは誰も信じてはいないが、しかし、知能が先天的なものであるといったところで、何かが明らかになるほど、事態は単純ではない。計算能力、ひいては数学の能力は学習によって獲得されるのか、それとも先天的なものであるのか。あるいはその能力のどの部分が先天的で、どの部分が後天的なものなのであるのか。われわれがこれまで見てきたアスペルガー症候群の天才は、学習によって計算能力が獲得されるという通説を否定しているように思われる。

すでに述べたが、ジェンセン[30]は、ジャクンタラ・ダリというインド人を紹介している。彼女は学校にも行かなかったし、正規の教育も受けなかったが、五歳から三乗根の計算ができたという。彼女が四十歳でロンドンの帝国大学コンピューター科で検査を受けたとき、十三桁の掛け算を二十八秒で行い、またカレンダー計算もできたという。ジェンセンはこれを自動的な過程と呼び、しかし、動機的要素が重要な働きをしていると述べている。そうであろうか。五歳で三乗根の計算ができることは動機によるものであるだろうか。ヴィタールら[65]は、親の報告によると、特定の能力を持った子どもは自閉症スペクトラム様の特徴を持っていることが多く、しかもその能力は特別の興味と細部への集中が強い関係を有していると述べている。ドゥアンヌ[14]もまた、計算の才能は早くからの訓練と、狭い領域だけに極度な、ときには病的な集中によってなされるとしている。しかし、天才はそのようなメカニズムで發動するとは考えられない。好きだからこそ、集中できるということもあるであろう。

数学者ではないが、円周率の暗唱でヨーロッパ記録を作って名をはせたアスペルガー症候群の人タメットがいる。[61] 彼は数字に個性を感じるらしい。彼には計算のそれぞれの答えが独特な形として見えるらしい。そしてまた、数にはそれぞれ色がついているらしい。「素数はつるりとした形をしていて、ざらざらした個性のない合成数（素数以外の数）とまったく違っている。ある数が素数だとわかるとき、頭のなか（中心部）でぱっとそういう感じがするので、ことばで説明するのは難しい。突然ぴったりとするような感覚だ」[61]（二〇頁）。つまり、彼にとっては素数はそれぞれ独特の形と感触を持っているらしい。もし、これを信じるとすると、彼は形による刺激によって色を感じるいわゆる共感覚を有していて、それによって素数をそうでない数と識別しているらしい。だが、共感覚を前提にしても、やはり彼の素数への感覚は、それだけでは理解しがたい。ある数字が素数であると脳が感知するから、主体はこのようなつるりとした形を感じるのか、それとも素数を脳がつるりとした形として知覚するから、主体はそれを素数と判断するのかが、判然としない。タメット自身は「ことばで説明するのが難しい」という。D. パークら[43]が報告したエリーは、光の具合と数を関連させていた。月や太陽は七であり、それはまた雲ひとつない空をも意味していた。彼女の中でも数は光と、つまり視覚像と結びついている。

われわれは、意図的に、例えばそろばんを頭に浮かべて、数を操作することを計算と考えているところがある。しかし、もっと別の直観的といってよい方法があるに違いない。もっともこの直観が何であるかはさしあたって、不明である。ガルトン(19)は、数字がイメージ空間の決まった位置にあって一連の配列をなしているのが見える人がいることを報告している。ある人は帯状に横に並んでいる数が見えるし、またある人は上から下に向かって一から百までが並んでいて、その縦列の横に百一から二百までの数が並ぶ列があり、そのような列が横に次々と二百、三百と並んでいるのが見えるのだそうである。その中には、計算をするとき、計算を意図しないのに無意識に計算結果の数字が突然見える人がいる。ドゥアンヌ(14)によると、大脳皮質では数覚の領域と空間認識の領域が近接しているという。数の空間的配置は、これらの領域の神経の何らかの連結によって生じるのであろう。現時點ではここから先へは一歩も進めない。いずれにしても、ここまでの例では、数の視覚化が重要であるように思われる。

サウエル(57)は、幼少期にことばの發達が遅れ、対人関係に問題があるものの、その後に数学的才能を發揮する一群の子どもの存在を報告し、それをアインシュタイン症候群と名づけた。彼はそれらの子どもが自閉症ではないことを示すために、そのような病名を作り出したのである。数学的才能はことばとは別個に發達するらしい。それはどのような能力なのであろうか。アインシュタインもアスペルガー症候群であるといわれている。アインシュタインは三歳まで言葉を話さず、七歳まで声に出さずに口の中で文を反復していたらしい。友達と活潑に遊べなかった。算数に特別な能力を有していなかったし、他の科目でも特別な能力のあることを示さなかった。外国語が、とても苦手であった。彼はすぐに怒りを表す傾向にあり、しばしば暴力的でもあった。彼の話しことばの問題は大人になるまで持続した。また、書字においても問題があった。一方幾何学の学習では、特別な直観が働いた。彼は十歳のときに独自の方法でピュタゴラスの定理を証明したのだが、それまでは直観でそうだと理解していた。そして、彼は視覚的思考を有していたことが知られている。[42] ある状況ではことばよりも視覚の方がある種の問題を解くのに適している。[42]

バロン－コーエンら[4]は、自閉症の子ども千人の親に質問したところ、父親に技術者が多かったことを見出した。さらに彼ら[5]は、それぞれ物理学者、数学者、コンピューター科学者であるアスペルガー症候群の人の例を挙げ、彼らが、民衆心理学に劣っているが、民衆物理学には秀でていることを示し、アスペルガー症候群は特異な知的機能を持っているとしている。前者の論文は、物理的思考が遺伝することを示唆しているのであるが、われわれの見た、ニュートンやガウスやラマヌジャンはこのデータの反証であるように思える。後者の論文の特有の知的機能の存在は、事実としてあるであろうが、ではどのような知能なのかは、未解決の問題である。バロン－コーエンのいう物理的知能は、われわれの現在の関心からすると、漠然としすぎた指摘である。

ハーメリンら[25]は、素因数分解ができる二十歳の自閉症の青年と大学で数学の学位をとった心理学者を対象として、素因数分解や素数の生成に関する彼らの実行能力の比較をおこなっている。この自閉症の青年は、ことばを話さないが、四則算や素因数分解はできたのである。そして、この二人のこれらに関する能力は同等であったが、自閉症の青年の方が課題達成が速かった、と報告している。このような能力が、訓練によるものなのか、生得的なものなのかに関しては、ハーメリンらは結論を保留している。この研究をもう一歩進めるべく、アンダーソンら[2]は、この自閉症の青年と数学と電子工学の学位を持つ技術者を対象として、彼らの素数判断能力を比較している。それによると、やはり、自閉症の青年の方が、課題達成に要する時間は短く誤りも少なかったが、両者とも数が大きくなるほど、ある数が素数であるかどうかを判断するためには長い時間が必要であったと報告している。彼らは、この技術者がエラトステネスの方法を利用しているため、自閉症の青年もこの方法を使ったのであろうと推測している。確かに数学を専門に学んだものはエラトステネスの方法を用いて、ある数が素数であるかどうかを調べるであろう。しかし、反応時間が同じパターンを示しているからと言って、サヴァンが同じ方法を用いたとは必ずしもいえない。ことばを話さない自閉症の青年が、教育を受けたこともない素数の判断に関する方法を学習した可能性は低い。さらに、ことばを話さないサヴァンが、数学の学位を修めた人よりも、著しく速く答えを出すのはどうしてかを、この假説は説明していない。

スナイダーら(56)は、自閉症者が素数を識別する際に何らかの規則を利用しているであろうが、エラトステネスの方法とは違った素数を見つける方法があることを示唆している。さらにサックスの紹介した自閉症の双子が新たに素数を發見することは、エラトステネスの方法ではできないことに注意しなければならない。スナイダーらは脳に入力された生の情報のより低いレベルに接続できる彼らに固有の方法があり、それがサヴァンの能力を可能にしているのであると推定している。

ラマヌジャンが病気で床についているときに、ハーディは彼をしばしば見舞った。ある日、ハーディは病院に来るときに利用したタクシーのナンバーをラマヌジャンに告げた。車のナンバーは千七百二十九で、つまらない数であるとハーディはいった。それに対して、ラマヌジャンは、そのナンバーはとても面白い数で、二数の立法の和で表す仕方が二通りある最小の数であると答えた[53]。この数との親密感が何によるのかを探求しなければならない。

脳の機能的な検査によって計算能力を調べたデータでは、どのような知見が得られているのであろうか。ラマチャンドランら[45]は、計算の才能を有するサヴァンでは、左大脳半球の角回が代償的に肥大かつ濃密になっており、それがそのような能力の獲得と関連すると推測している。この部位の損傷をきたした者は簡単な計算ができなくなるからである。また、ドゥアンヌ[14]は、数を感じる部位が角回の近くにあるが、計算をするためには前頭葉や他の領域の関与が必要であるという。しかし、これには反証がある。ゴンザレッツ－ガリドら[21]は計算能力の高い十六歳のサヴァンの症例を報告している。この症例ではMRIによると、左大脳半球に萎縮の兆候は見られなかったが、右の側頭葉の脳の容量が増加していて、さらにSPECTでは右の頭頂葉の灌流が増加していた。後天的に脳の損傷を起こした後に、計算能力が増大する例が報告されている。ブリンク[11]は、銃弾が左側頭部から後頭部にかけて貫通したために、右側の麻痺と知的障碍をきたした子どもが、すぐれた機械に関する能力を發揮するようになったことを報告している。また、ブリル[10]は、サビンという名の女の子の報告をしている。彼女は六歳で学校に行くようになり、年齢相応の読み書き能力を示したが、その後に腸チフスになり長い昏睡状態の後、知的障碍をきたすようになった。

ところが、十三歳になって、突然に加算や掛け算を、それもすばやくおこなうことができるようになった。ラマチャンドランらの、ある部分の損傷の代償としての脳の肥大と密度の増加という假説は反証にさらされている。

カウワンら(13)は、カレンダー計算ができる自閉症者と正常者を対象として、計算やカレンダー計算をおこなっているときの脳の活性化される場所を、機能的ＭＲＩで調べている。彼らの報告では、両者の活性化される場所に違いはなく、頭頂葉に加えて、前運動野や補足運動野および左の下側頭部が活性化されたという。これは一般の人が計算する際に賦活化される部分である。ここから、彼らは、カレンダー計算は普通ではないが、基本的には異常な認知過程あるいは違った脳に依拠したものではないとしている。もし、計算をつかさどる機能が、脳のある部分にあるとすると、それはたとえサヴァンであったとしても、その部位が異なることはないであろう。たとえ異なっていたとしても、本當に問うべきことは、それがどのような機能であるかなのであり、逆にいうと部位を強調しても問題の解決にはつながらないように思われる。機能的ＭＲＩの解析能力はこの程度のものでしかなく、結局、自閉症児者がどのようにして、数学的能力を發揮しているかに関して、はっきりとした回答を与えるものではないのである。もし、機能的ＭＲＩによって何らかの特定の知見が得られたとしても、それは数の操作に関与している脳の局所部位の活性を同定することがせいぜい可能となるだけで、脳が数の操作がどのようにするのかを解明する方法ではないからである。

さきにわれわれは、共感覚を有するサヴァンの計算能力に関する報告を見た。共感感覚の持ち主がどの程度存在するかを調べた報告がある。シムナーら(55)はエディンバラとグラスゴーの大学のコミュニティーの人五百人にアンケート調査をしたところ、共感覚の人が一般に考えられているよりも多く存在することを報告している。そしてまたシムナーら(54)は「時間―空間」共感覚の持ち主は、文字や数を特別な配列の順序で並んでいるのを見ることができると論じている。ガルトンの報告にもあったように、この特別な配列が計算能力を高めているかもしれない。だが、これでも計算能力とは何かが明らかではない。ボアら(9)は、D.T.(多分、タメットであろう)という二十六歳のアスペルガー症候群の青年の検査の結果を報告している。この青年は驚異的な数の記憶力を持ち、優れた計算能力を持っており、また共感覚の持ち主でもあった。彼らは数唱やネイバンの課題(アルファベットの大文字例えばHを用いて、別のアルファベットの大文字例えばAを描き、Aを構成しているHを同定する課題)遂行中の脳の活性部位を正常者と比較したところ、アスペルガー症候群の人の脳では、両側の外側前頭葉前部の活動性が増加していたと報告している。ボアらは、D. T. が知覚―概念共感覚連続体の概念側の端に位置しているとの假説を提示している。サヴァンの計算能力に関する脳の機能の研究は、いまだ一致したデータを提出できていない。さらに、もっと根本的な問題として、これらの機能的画像研究の結果からは、どのように計算能力が実行されているかも不明である點が残る。

それよりもわれわれは直観によると考えたい。今のところそれ以上はいえない。われわれは数学の天才の能力に視覚的思考が関与していることを推測したが、いくつかのモジュールの共同作用がこれらの直観の基礎にあると考えられる。スナイダーら(56)は、何らかの理由で脳の低い機能レベルへの接続が可能になった者がサヴァンの能力を有するのであるとの假説を提出しているが、このことがわれわれのいう直観なのかもしれない。

ラマヌジャンはそれを夢に出現する神の告知と考えていたが、それはもっと直観的なものなのではないであろうか。アインシュタインも視覚的思考の持ち主であった(42)。そして、この直観的思考の一つに、視覚的思考が関与しているのかもしれない。視覚的思考というと、ホルヴィッツ(27)の eidemic imagery の概念が思い浮かぶが、われわれのいう直観とは映像として現れるものではなく、もっと直接的に数字の操作をおこなう機能過程を指している。だが、われわれは脳が、あるいは脳の細胞が情報をどのように受け止め、操作し、どのように意味あるものに変換しているのかを、まだ理解していないのである。

アスペルガー症候群の天才の行状を調べてみて、彼らの示す数学的才能は、獲得されたものではなく、おのずから現れたものであることがわかる。そして、その能力も脳細胞の活動であるかぎり、どのような活動であるかが問われねばならない。現象的には彼らの多くは、数の計算や数学的定理の算出に際して、視覚的思考を使用していると思われるところがあった。すると、思考の創造性とは、ある思考形態の回路と別の回路との調和的な共同活動であるのかもしれない。あるいは、それまでになかった、結合状態の生成によるのかもしれない。これらの興味ある事柄に対して、サヴァンの研究は何らかの寄与をするであろう。

科学の歴史を見ると、重大な理論の転換點にしばしばアスペルガー症候群と思われる天才が関与していると考えざるをえない。逆にいうと、アスペルガー症候群は、特異な回路の結合によって、従来にない新たな見方を提供するのかもしれない。このことは今後の研究課題であるように思われる。

第四章　そのようにあるとはどのようなことであるのか
――自閉症者の手記を読む――

一・はじめに

「われ思う、故にわれあり」というデカルト(14)のことばは、近代知性の宣言である。彼は真理を探究するために、すべてのものについて一度はできるかぎり疑うことを試みた。デカルトは懐疑の可能な例として、感覚を挙げた。感覚は時々錯覚を起こして現実の認識を誤る。例えば、幻影肢のように、切断されてもはやない脚や腕がまだあると感じ、さらにその脚や腕の痛みさえ感じることがある。[15] だから、感覚は不確かで當てにならない。だがしかし、とデカルト[14]はいう。「すべてが偽であると考えている間も、そう考えている私は必然的に何者かでなければならない」（一八六頁）。考えることは「いかなる物体的なものよりも先に、かつまたより確実に、知られる」[16]（三三三頁）。デカルト[15]は認識のために感覚が必要なことを認めてはいたが、感覚によって受動的に受け入れたものに基づいて観念を産出するのにはある種の能動的な能力を必要とすると考えた。精神の内部に観念がすでにあり、また共通概念もあって、それによって認識が成り立つ。[16] 認識は人間の有する悟性の活動であるとするのである。人間は人間の有する認識様式によって世界を認知することを意味するとデカルトは考えたことになる。

この考えに噛みついたのがロック[40]であった。彼は、心は何も書かれていない白紙（タブラ・ラサ）であって、心にあるすべての観念は経験によって得られると主張した。さらに、精神の活動のもとは感覚にあると考えた。もちろんロックとて、考えることや疑うことが外部感覚から得られるとは考えない。しかし、彼はこれらの機能をも、内部感覚と呼んだ。あくまでも感覚にこだわるのである。もっとも、ロックは感覚によってどのように観念が生み出されるかについて、知らないという。多分神の啓示によると考えていたのであろう。このロックの極端な経験論的主張に対しては、反対があるのが當然であって、いち早くライプニッツ[39]は『新人間知性論』を書いた。この本が出版されたのはライプニッツの死後の一七六五年であるが、彼が執筆したのはロックの著作が出版されてまもなくの一七〇三年夏のことである。ライプニッツは、人間の観念には感覚によるものもあるが、生得的なものもあるという。彼はその例として算術や幾何学を挙げた。さらに、空間・形・運動・制止の観念は純粋知性の観念であるともいっている。ライプニッツは感覚によって観念が直接形成されるのではなく、態勢・素質・予先形成があり、これらが本有的であると述べている。ロックが神の啓示を考えたであろう過程を人間に固有の資質に置き換えたのである。このように、この頃観念の形成や認識は後天的なのか、先天的なのかといった論争が哲学上で論じられていた。ニュートンが万有引力によって、宇宙の物体の運動の原理を明らかにした頃である。観念論と経験論の論争はなかなか決着がつかないでいた。

この論争を引き継いで、カント[36]は、人間の認識とは何かを哲学的に考察した。その作品『純粋理性批判』は、厳密この上ない考察の上に立っている。そして、観念論と経験論を乗り越えるために超越論的哲学を唱えた。超越論とは仰々しいことばであるが、「認識のア・プリオリな可能性もしくは認識のア・プリオリな使用」（一〇九頁）を考えることなのである。認識の経験的でない領域つまり先験的な領域を考察しようというわけである。彼は外部の対象の表象はもちろん感覚を通してしか得られないが、得られたのはあくまでも現象であって、それと観念は同じではないとした。また、時間や空間は感覚を通して得られるものではなく、主体がそもそも有する純粋直観であって、外部からもたらされたものではないと考えた。では、ロックが語ることのなかった感覚から観念が形成される過程を、カントはどのように考えたのであろうか。彼は観念は感覚によって直接形成されるのではなく、感覚を通して得られた表象を結びつけたり比較したりする悟性の諸形式があり、この作用によって観念がもたらされると論じた。「自然の法則は悟性の原則をたんに現象の特殊な事例に適用したものにすぎない」(36)(二一八頁)。われわれは「花」という。しかし花は現実にあるのではなく、個々の梅や桜の花があるだけである。梅や桜を見ても、「花」という概念ができることはない。経験の積み重ねは法則や原則を生じさせない。「花」という概念を作り出す何らかの作用が必要であるとカントは考えた。この考えは巧妙な仕掛けである。主体の外部にある物は、感覚を通して、主体の内部に現象として取りこまれる。この現象はそれだけでは現象に過ぎず、それを時間や空間とさらには悟性の様式でまとめ上げて、観念を形成し、それを組み合わせたり比較したりして、人は物を認識する。すると、外部の物は、人の感覚や悟性の形式といったフィルターを通して認識されることになり、決して物そのものは認識されていないことになる。「現象は、けっして物自体そのものではない。経験的直観は、ただ（空間と時間という）純粋直観によってのみ可能である」[36]（二二四頁）。物自体が認識されないとはどういうことかは、光の現象を見れば分かる。光は電磁波であって、その波の属性に色は含まれていない。周波数の違いがあるだけである。しかし、人は三色の色を基本にして、それらの組み合わせでそれら以外のさまざまな周波の光をさまざまな色として体験する。一方、色の認識からは、光そのものは認知できない。ニュートン[51]は光を粒子と考え、彼のライバルのフックは波と考えていた。さらにニュートンは白色はすべての光の集合体であると考えたが、フックは白色という単一の波があると考えていた。カントのいう物自体は現象のさまざまな組み合わせによって形成された観念によっては決して認識できない。カントは認識をもたらす判断能力を悟性としたが、これをア・プリオリな人間に固有の能力であるとする。

だが、カントのこの判断は怪しい。彼は時間や空間の認識が純粋直観によってもたらされるという。この純粋直観とは、経験に基づかず、純粋に普遍的に誤りもなく認知の基となる人間に固有の能力を意味しているのであろう。だが、時間や空間の認知はしばしば錯覚を起こす。空間に関する錯覚を生みだす図形が数多く作成されている。また、時間も速度によって変化することをわれわれはすでに知っている。カントの純粋直観は類としてのヒトのこの地球上での進化的経験の結果なのであるから、ア・プリオリに附与されている純粋直観とはいえないのではないか。そのことを前提にするかぎり、「自然の法則は悟性の原則のたんに現象の特殊な事例に適応したものにすぎない(36)」(二一九頁)という命題は成立するといっていいかもしれない。しかし、カントは自らの認識論が観念論であることを何度も否定して、認識の客観的妥當性は、悟性の責任ではなく、経験に照らさねばならないという。例えば、「実在性についていえば――おのずとあきらかなように――経験の助けを借りることなく、それを具体的に考えてはならない(36)」(二七四頁)。「必然性の判断基準はただ可能な経験の法則のうちに存するということであり、つまり、生起するいっさいは、現象のうちにあるその原因によってア・プリオリに規定されているということである。こうして、私たちが認識するのはひたすら、その原因が私たちに与えられているかぎりでの自然における、結果の必然性なのである(36)」(二八二頁)。それはそうなのであるが、カントの認識論がニュートンの時代以後の人々の認識論とかけ離れている點は、計測の重要さをあまり認識していないということである。悟性の形式が認識の枠組みを与えるとはいうものの、そしてなるほど物自体は認識できないにしても、計測によって物の存在の様式は認識できるのである。ニュートンの万有引力の發見の現実的基盤には航海のための時間と位置の測定があった。

認知がロックのいうように、タブラ・ラサへの感覚による書き込みであるのか、カントのいうように悟性の認識の形式によるものなのかという論争は、はるか昔の論争ではあるが、この問題意識そのもの、つまり人間の認識はどのようにして成り立つかは依然として過去の論争とはいえない。極めて現在的な問題である。ピンカー(53)は、行動主義はタブラ・ラサ説の亜系であり、デュルケムの始めた社会学もまた同じ系列であるという。ドゥアンヌ(17)は、ピアジェの發達理論もまたタブラ・ラサ説の亜系であるという。自閉症の研究史を見ても、自閉症の原因論は生得説と獲得説の理論が入り乱れている。カナーは自閉症を生来性の情緒的接触の障碍と初めは考えていたが、途中でやや母親原因説に傾いた。行動主義や精神分析学派の人々は、タブラ・ラサのその理論を無意識に共有していて、子どもと環境の相互作用によって、自閉症の症状が形成されると考えた。行動主義は文字通り刺激と反応のパターンが自閉症の症状をつくると考えたし、精神分析学派は母親の言動に対する反応として子どもが世界から引きこもっていると考えた。これは獲得説である。一方「心の理論」障碍説や「弱い中枢性統合」説は、認識を成立させる悟性の形式の缺陷が自閉症の背後にあると考える。こちらは生得説である。

二十世紀後半から二十一世紀初めにかけての自閉症の脳の異常を發見しようとする数多くの研究は、この生得説に立脚している。しかし、すべての研究者が一辺倒に生得説の線路上を走っているわけではない。ホブソンら[27]は、自閉症に見られる心の理論の障碍や思考の硬直性は、他人の態度を自分の態度と同じものとみなす傾向に限界があるために、後に生じるとの假説を論じている。彼らは自閉症の多くの症状が対人関係の経験の制限によって生じる可能性を考えているのだ。これは一種の獲得説である。自閉症の諸症状が、今ある一つの理論によって説明されえないことはよく知られている（例えば、イェン・クルシェスヌら[67]を参照）。だから生得説か獲得説かではなく、症状形成の過程の先天的形式と経験の相互作用が考えられねばならない。脳あるいは生体はある限界内ででではあるが、思った以上に可塑的なのである。

外部世界と悟性を結びつけるのは、感覚である。カントのいうように、認識が感覚を通して得られた現象に悟性の形式を當てはめて成り立つとするとして、もし感覚が異常であったなら、悟性の形式はどのように作用するのであるか。幻覚を生むのか、それとも違った悟性の形式を當てはめるようになるのであろうか。カントによると悟性はア・プリオリに与えられた普遍的な形式であるので、錯覚が生じると幻覚が生じ妄想が生じることになるのであろうか。だが、本當にそう考えていいのであろうか。感覚様式が異なれば違った認識が成立するのであろうか。この問題は、今まであまり論じられてこなかった。自閉症の感覚異常が中核の症状であるとする意見（例えばマルコら[41]を参照）が、単發的に論文で發表されはするものの、自閉症との関連で正面切って論じられたことがない。

心身問題を考察するに際して、ネーゲル[49]は、「こうもりであるとはどのようなことであるのか」と問うた。いわゆる生物の体験の主観的性質を取り上げているのであるが、彼は意識は主観的な性質を有するゆえに、心は脳に還元できない、つまり意識は物質的過程に還元できないと論じた。彼は意識体験の特異性に関して次のように書く。

おそらく意識体験は、宇宙全体にわたって他の太陽系の他の諸々の惑星上に、われわれにはまったく想像もつかないような無数の形態をとって生じているのである。しかし、その形態がどれほど多様であろうとも、ある生物がおよそ意識体験をもつという事実の意味は一定であり、それは根本的には、その生物であることはそのようにあることであるようなその何かが存在する、という意味である。意識体験という形態には、それ以上の意味が含まれているかもしれない。生物の行動に関する意味さえ（私には疑わしく思われるのだが）含まれている。しかし、根本的には、ある生物が意識をともなう心的状態をもつのは、その生物であることはそのようにあることであるような何かが――しかもその生物にとってそのようにあることであるようなその何かが――存在している場合であり、その場合だけである。（二六〇頁）

蝙蝠にとっての「そのようにあること」とは何か。蝙蝠の意識体験は蝙蝠を構成する物質やその相互関係、つまり物理的、化学的、生化学的な働きそのものではなく、そのような活動に基づく蝙蝠の認知体験によるであろう。すると蝙蝠の見ている（あるいは聞いている）世界とわれわれが見ている世界はちがっているであろうから、それはわれわれ人間とは違った意識体験を有していることであろう。その意識体験はわれわれ人間には体験不可能なことであるかもしれない。

最近再び自閉症の感覚障碍への関心が高まっている。例えばロジャースら[56]は自閉症の感覚異常についての総論を書いているし、ウイングら[66]はDSM-5作成の動向へのコメントとして、診断基準の中に、感覚異常を含めるか、それに対する注意を喚起する注記を入れるべきであると論じた。ＤＳＭ－５では、「行動、興味、活動の限局した反復的パターン」に含まれる一つの症状として新たに感覚過敏や感覚鈍麻が取り上げられている。

自閉症に感覚障碍があるらしいことは、この病態が記載されたときから、気づかれていた。アヴェロンの野生児ヴィクトールにも感覚の異常のあったことが記載されている。(31) 火の中に放り込まれている熱い栗を平気で手でつまむことや、音への敏感さがあることなどである。カナー(35)は自閉症の最初の論文で、大きな音や動くものが子どもに恐怖感を引き起こすと記載している。もっとも、彼は子どもの反応を孤立が妨げられたためであると説明し、感覚に異常があるとは考えていないようであった。アスペルガー(2)もまた、彼の観察した子どもたちが、雑音や騒音に敏感である一方、周囲で起きている騒音に全く平気でいる場合があるとし、感覚の敏感と鈍感が裏表になっていると記載している。その後ベルグマンら(8)は、五例の自閉症の例を示し、いずれもが感覚異常を示したことを報告している。彼らは、感覚異常が原始的で体質的なものであると考えた。感覚が異常に反応しないためには、本来防御バリアーがあるのであるが、何らかの理由で、それがうまく作動しないというのである。彼らの五例中三例が今でいう退行型の自閉症である。そこで、彼らは防御バリアーが薄いか、あるいは母親が保護的でなく刺激しすぎると未成熟な自我ができ、そのために退行型の状態が生じ、防御バリアーが厚すぎるかあるいは母親が刺激をしなさすぎるかすると自我が形成できず、精神病（自閉症）になるという假説を立てている。このように自閉症の感覚異常は當初から気づかれていたのである。しかし、感覚異常は他の病態でも見られるし[56]、聴覚障碍や視覚障碍を有する場合に自閉的行動が見られる症例もあるにしても、大部分は自閉症の症状を示さない。そのためか、これまで自閉症の感覚異常はあまり注目されなかったのである。わずかにオルニッツ[52]が、自閉症は感覚情報処理過程の機能障碍であるかもしれないと論じただけである。最近モトロンら[47]は、フリスの弱い中枢性統合説に異を唱えて、中枢ではないもっと低いレベルの知覚の亢進が自閉症の中核症状であるとの假説を立てている。この説も感覚情報処理過程の障碍説と考えていいであろう。それ以外では、自閉症の中核障碍として感覚異常が論じられることはほとんどない。だが、自閉症者が感覚の異常に悩んでいるのは事実である。

ジョーンズら[32]はインターネットのウェブサイトに記載されている自閉症者の手記を検討し、彼らが波乱に満ちた感覚処理の経験をしていると報告している。セサロニら[11]の調べた二例の自閉症者自身もまた感覚異常を経験していた。自閉症に感覚異常があるとする研究はいくつかある。例えば、ミンショウら[44]は正常児者と比較すると、高機能の自閉症児者では三十二パーセントに感覚異常が見られるし、またそれらは末梢の感覚領域だけではなく、中枢の知覚領域でもほぼ同じ割合で見られるとしている。トムチェックら(62)は、簡約感覚プロフィールという感覚異常をチェックするリストで自閉症児の感覚異常を調べた。そのチェックリストで、感覚異常の存在を示す評點となったのは、自閉群では八十三・六パーセントで、正常群児者では三・二パーセントであった。リーカムら(38)の研究によると、正常児や言語障碍児や知的障碍児では、感覚異常がそれぞれ、三十三パーセント、六十パーセント、六十九パーセントに見られたのに対して、自閉症児では九十四パーセントに見られた。さらに、他の群では感覚異常がせいぜい一つの感覚領域に限られているのに対して、自閉症群では複数の領域で異常が見られたという。このように、自閉症では感覚異常が多く見られ、しかも複数の感覚領域で見られるとの報告がある。さらにこの感覚異常の様式は、感覚不全だけでなく、感覚過敏でもあり、さらに自閉症では不全と過敏が同時に存在することが多い。

感覚異常は自閉症に見られる行動異常と結びついているとの報告がある。レイノルドら(54)は、高機能自閉症児が有する低いレベルの機能が、感覚の過敏や感覚の回避を示す行動と関連していることを報告している。感覚異常は限局的で反復的な行動と関連があり(13・58)、適応行動上の問題とも関連しているといわれている[4]。これらの結果を見ると、自閉症の感覚異常はもっと注目されていい。すでに述べたように、ＤＳＭ-５では、感覚の異常が、診断基準の一つである限局的で反復的な行動や興味の一症状として、採用されることになった。

しかし、否定的な意見もある。ベン・サッソンら[7]によるメタ解析の結果では、自閉症者の四十五パーセントから九十パーセントが感覚異常を報告しているとのことであるが、この報告は、親を対象にして、質問紙を用いて調査した結果であって、自閉症者自身の報告ではない。また、彼らは感覚異常が自閉症の中核の障碍かどうかはまだ論争中であると述べている。すでに引用したロジャースら[56]は、自閉症の感覚異常の文献を展望して、自閉症に感覚の異常は見られるものの、この點に関しては知的障碍と差があるとするデータはないし、自閉症に特異的な感覚異常があることを示すデータもないと述べている。感覚の異常は、自閉症だけではなく、注意缺陥多動性障碍や脆弱Ｘ症候群や双極性障碍といった精神障碍にも見られるが、このような障碍がまったくないにもかかわらず感覚異常だけを示す人も存在している[55]。確かにこれらの批判的な展望論文を見ていると、感覚異常は多動といった症状と同様、自閉症に特有の症状なのではなく、自閉症に附随する諸症状の一つにすぎないように思える。だが、自閉症に見られ、他の障碍には見られない特有の感覚異常はないのであろうか。

ここで、感覚異常ということばで表されるさまざまな状態を区別しておきたい。感覚異常はいくつかの下位グループに分類できるとされている。L．J．ミラーら[43]は感覚処理障碍を三つのグループに分類した。（一）感覚識別障碍、（二）感覚に基づく運動障碍、（三）感覚調整障碍である。（一）には視覚や聴覚の障碍が、（二）には失読症や姿勢の障碍が含まれる。（三）はさらに区分されて、感覚過剰反応と、感覚不全反応と感覚追及の三つがある。自閉症で論じられている感覚異常は、感覚調整障碍に該当する。しかも感覚過剰反応や感覚不全反応に関する研究がほとんどである。つまり、量的な異常が取り上げられているだけなのである。

感覚の異常を論じる場合に、感覚は過敏とか鈍感といった量的な問題以外に、別の問題もある。ハーメリンら[26]は、自閉症では環境を探求するのに、遠感覚よりも近感覚を多く使用すると述べている。他にも近感覚の異常が自閉症で多いという報告がある[38]。このように感覚異常に関しては、種類の問題がある。しかし、ハーメリンらは、自閉症の知覚にはあまり障碍がなく、むしろ刺激の入力と出力の統合と相互関連の処理に問題があり、それが感覚刺激に対する顕著な異常反応を生じさせていると論じた。ハーメリンらは、末梢の感覚が過敏であるとか不全であるとかが問題ではなく、もっと中枢の感覚の統合や関連の領域に機能的な問題があると述べているのである。これを感覚異常とすべきなのか、中枢の統合の問題とすべきなのかは判然としない。しかし、感覚異常を考える際に、このレベルの問題も考慮せねばならない。それ以外に、もっと厄介な問題がある。感覚の異常が認知の問題を生じさせることはないのであろうか。

バロン-コーエンら[5]は、人間には民衆物理学と民衆心理学があり、自閉症は民衆物理学の極端例であるという。あるいはハッペ[25]が弱い中枢性統合を自閉症と結びつけて論じた際に、自閉症は特有の認知スタイルの存在様式であると論じた。もし、特有の認知様式を自閉症が有していると するなら、それは特有の意識体験であるかもしれないのである。あるいは自閉症には特有の感覚処理過程があるのなら、それもまた特有の意識体験を生じさせているかもしれないし、もしそうなら、その体験は、現在考案されている心理テストバッテリーでは探知できない可能性がある。もろもろの心理テストバッテリーは民衆心理学つまり一般の人々の認知体験に基づいて作成されたものであり、そのテストはある領域の感覚異常の存在を示す可能性はある。それらは例えば、強い光を避けるとか、大きな音には耳を押さえるといった外部からの観察による行動記述によって、感覚異常の有無が評価される。しかし、ある領域の機能に関連した特有の意識体験を評価することはない。われわれは、自閉症者の手記を手がかりとして、彼らの主観的体験がどのようなものであるかを探ってみよう。

二．手記の取り扱いについて

最近はアスペルガー症候群の人々の手記が数多く出版されるようになった。二十年ほど前までは、それらは極めてまれであった。まだそのような手記がまれであった時代に、ハッペ(24)は、自閉症者の手記を分析し、手記に見られる多くの特徴は、心の理論の欠如と関連性原理の機能停止によって説明可能であると述べた。この論調は、この論文が、自閉症の心の理論障碍説が盛んに論じられていたころに書かれたことを如実に示している。そして、自閉症者の手記にみられる体験の特異性を既存の理論に還元させて理解しようとする方法によって書かれている。それはそれで、客観的理解という意味で、一つの記述方法ではある。しかし、われわれは別の道をたどりたい。自閉症者の手記を読むことによって、自閉症であるとはどのようなことであるかが理解可能であるかという問題意識で読みたい。ところで、現在は数多くの自閉症者の手記が出版されている。それらすべてに目を通すことは、筆者にははてしなく困難なことである。ここでは、三人の著作者を代表例として取り上げる。グランディンとウイリアムズと森口である。そして、それらを論じる過程で、適宜他の著作にも触れることにしよう。

三. 自閉症者の手記

(一) グランディンの自伝

アスペルガー症候群の体験を語るとき、グランディン[23]の著作を抜きにしては語れない。彼女[20・21]は絵画的思考を世に知らしめたことで有名である。そしてまた、自閉症の人の内面を自らの体験を基にして明らかにしたのは、彼女の著作を嚆矢とする。なるほど、それまで断片的な手記がいくつか書かれていたが、彼女の著作は幼児期から成人期まで、継続的に自閉症児者の体験様式を明らかにしたという意味で、劃期的な著作であった。

手記の中で彼女は、幼児期から感覚過敏に悩まされていたことを語る。抱かれるのが嫌であったし、音に極端に過敏であった。持続的な大きな雑音や身体接触は苦痛であった。この感覚の過敏による苦痛は、癇癪や叫び声や他の周りに受け入れられない行動の原因となるのであった。さらにまた、彼女は過剰に刺激された神経システムをなだめるために、決まり切った行動をとるしかなかったとも記している。そうでないと、「パニック不安」の発作が引き起こされるのであった。自閉症の常同行為の原因の一つはこの感覚過敏にあると述べている。自閉症の診断基準の一つとして、常同的反復的行為の存在が挙げられているが、この行為が感覚過敏の緩衝手段として生じているとすると、常同的反復的行為は二次的な行動なのであり、もし感覚過敏にうまく対応できれば、その発生を防げる。さらに、自閉症者の多くで見られる共感性の欠如にも、その人たちの子ども時代に抱かれたりかわいがられることを回避する結果生じたとする（一〇九頁）。この仮説が成り立つのなら、自閉症の診断基準は変更されねばならなくなる。

彼女はさらに手記の中で「神経の問題に対処するのに二つの方法があった。一つは内部世界に引きこもり、事態を最小限にすることともっとも刺激的な活動によって格闘することであった」

と述べている[23]（九三頁）。自閉症は極端な孤立を特徴とするというのがカナーの自閉症理解であり、これがもとで病名もつけられた。グランディンの手記は、孤立もまた二次症状である可能性を示している。彼女は感覚過敏によって生じる混乱を緩和するために、体に圧迫を加える方法を考案し、それによって平穏さを取りもどすのであるという。

感覚の過敏だけでなく、他人の動きのリズムに同調することも困難であると彼女はいう。さらに、触覚や聴覚といった個別の感覚の過敏さに加えて、同時に入力される感覚刺戟の中から、一つの刺激要素例えば視覚刺激を取り出し、それに注意を向けることが困難であることも指摘している。同時に多くの刺激に晒されると、自閉症の子どもは

> くるくる回り自分を傷つけえるような自己刺激か外部の刺激を排除するために自分の内的世界に逃げることしかできない。さもないと感覚に圧倒されてかんしゃく、叫び声あるいは他の受け入れられない行動をひきおこすことになる[23]（二八―二九頁）

同時に入力された刺激の中からある刺激を選択して、状況に応じて適切に反応すること、つま

り事態に即応した行動ができないばかりでなく、一層悪いことに激しい混乱状態に陥ることを示すこの記載は、自閉症に附随するいろいろな問題行動がさまざまなレベルの感覚異常によって生じている可能性があることを示唆している。さらに、「カナータイプに見られるかたくなさや情緒の未熟さは二歳前後に起きた鋭敏な触覚防衛や聴覚処理の乱れが原因ではないかという仮説を私は持っている」[21]（五九頁）ともいう。カナーのいう同一性の保持も感覚異常から生じていると彼女はいうのである。その後も彼女は感覚異常の重要性を繰り返し論じている[21・22]。要するに、グランディンによると、自閉症の基本症状はすべて感覚異常に対処するために生じた行動なのである。

一方で、彼女は「自閉症はもともと認知不全があり、もう一方に感覚処理不全があるものと思われ、重度の感覚処理不全範囲にある子どもたちの多くが崩壊性障碍と診断されるだろう」[21]（七〇頁）と、感覚異常だけが問題ではないとも述べている。例えば自閉症の「脳はきわめてゆっくりとしか情報を処理しない」[22]（八七頁）。この情報処理の速度の問題は、自閉症の対人場面での状況認知の困難と関連している可能性がある。また、自閉症は感覚が錯綜することや、聞いた説明を順序よく記憶できないといった問題があるとも指摘している[21]。

グランディンの手記から感覚の異常に関する特徴をまとめると次のようになる。

（一）さまざまな種類の感覚過敏がある。
（二）この過敏さは苦痛をもたらすために、子どもはそれを避けようとして、自傷や叫び声などの問題行動を起こすか、自己の内部に閉じこもる。
（三）脳内の情報処理速度が遅い。そのため子どもはさまざまな刺激をえり分けて、必要な刺激に注意をむけられなくなる。

彼女は、感覚処理連続体を想定し、「連続体の一方の端に軽い感覚障碍を持ったアスペルガーやカナー症候群があり、もう一方の端に視覚聴覚ともに混乱し、刺激の処理を誤りがちな低機能自閉症者たちがある」と述べている[21]（六二頁）。感覚の障碍の程度が自閉症の重症度を決めているというのである。自閉症の原因説としての認知障碍假説、例えば「心の理論」障碍説や「弱い中枢性統合」説は、自閉症児が示すさまざまな問題行動を説明する手がかりとはならなかった。グランディンの体験を明らかにする手記は、むしろ感覚の異常がさまざまな症状の原因になっていることを強く示唆する。自閉症の問題行動に対処せねばならない日々の臨床場面では、むしろ感覚異常の問題の方が重要なのかもしれない。自閉症に見られる自傷行為と一番相関しているのは感覚異常であり、常同症であって、対人関係や知的障碍はその次であったとの報告[18]や、すでに述べた限局的で反復的な行動や適応行動上の問題が感覚異常と関連しているという報告[4・13]を見るかぎり、グランディンが体験する感覚異常の理解とそれへの対処が臨床的に重要であり、もしかすると自閉症の原因説に関する思考の枠組みを改変する可能性もあるのである。しかし、われわれはいささか先に行き過ぎている。他の自閉症者の手記を見よう。

（二）ウイリアムズの自伝

ウイリアムズ[63]の自伝は、自閉症が何かを理解しようとする者にとって、驚きと困惑を生じさせる著作である。それまでの自閉症の概念を相當破壊したからである。驚くべき點をいくつか挙げることができる。一つは彼女が三歳ごろからの記憶が鮮明なことである。アスペルガー症候群であるナゼール[50]は、ことばが獲得される以前の記憶がないという。「言語能力があまり發達しておらず、周りの世界と関わったころのことは、ほとんどおぼえていない」（二〇〇頁）と彼女は述べている。ウイリアムズは三歳半まで、おうむ返しのことばしか話さず、ことばの意味が初めて理解できたのは三歳半であったと記載している。それでもことばの意味が理解できない三歳ごろの周囲の出来事、特に対人関係の出来事が鮮明に記憶されている。それは可能なことなのであろうか。もっとも、グランディン[23]もことばが理解できるようになる以前の記憶を記載しており、十分なコミュニケーション能力がないが故に、かえって記憶は鮮明であったと書いている。ブラウンズ[9]もまたことばが理解できなかった三歳ごろの鮮明な体験を文章にしている。記憶は心の中のスクリーンに映画のように再生されるらしい。ことばによらない記憶の問題は注目しておいていい。ことばが出現する以前の体験、特に負の体験が、後の諸問題行動と関連しているかもしれない。

驚く點の二つ目は、二歳頃から第二の人格が、その後しばらくして第三の人格が出現し、本来の人格はこの二つの人格の背後に隠れていて、成人するまでほとんど姿を現さなかったと記載されていることである。ウイリアムズの育った家庭では、両親の不和があり、二人の間で激しい喧嘩が絶えなかったこと、彼女に対する母親による執拗で激しい虐待が繰り返されていたことが、作品から読みとれる。これらの体験が二つの別人格の形成に影響しているのかもしれない。

三つ目の驚くべき點は、彼女に予知能力があると記載されていることである。

四つ目の特筆すべき點は、彼女が周りの状況に合わせて演技的にふるまうことができたと記載されていることである。「心の理論」障碍説によると、自閉症児は「振り」をしたり周りの状況に応じて行動を変えることができないとされる。だが、ウイリアムズは演技的に振る舞いうるのである。

五つ目の注目すべき點は、年ごとにコミュニケーションができなくなったと書かれていることである。一般に自閉症児は成長するにつれて、個人差があるとはいえ、コミュニケーション能力に改善が見られる。

この著作に見られるこれら驚くべき點を基にすると、ウイリアムズが自閉症であることに疑問が湧く。しかし、この自伝を読む限り、彼女の諸行動は自閉症の診断基準に合致している。そしてまた、イギリスやオーストラリアの自閉症専門医が、彼女が自閉症であると断言している。もしそうなら、これまでの自閉症の理論や理解は、彼女には當てはまらない。自閉症は行動に現れた諸特徴によって定義される症候群であるので、これまでの理論や理解を手掛かりとして、彼女の著作を読み、驚いている方が間違っているのである。彼女の記述による限り、われわれはこれまでの自閉症理解を根本的に変更せざるをえなくなる。その意味で、この著作は驚くべきものである。素直に彼女の著作に接して驚くことにしよう。

さて、ウイリアムズ[63・64]もまた、グランディンと同じく、自らの感覚の異常を記載している。特に身体的接触への嫌悪感を強調する。「身体的接触に対する恐怖感は死への恐怖とおなじである[63]」（二九六頁）と彼女は書く。その後の著作[64]では、身体的接触への恐怖感とそれの克服の過程に多くのページが割かれている。ただ、この感覚異常には、被虐待体験が大きく影響しているのかもしれない。三歳まで祖母の膝に抱きあげられることが、大好きであったとも書かれているからである。

ウイリアムズは、しかし、グランディンとは違った感覚の問題を記述する。例えば次のような体験である。

巨大なシャンデリアを見上げたときの恍惚感、それが何かと問うならば『神と溶け合う』ような体験を呼び醒ましたのです。なぜなら私は正に絶対的な純粋さと無我の心で対象物の感覚的本性と共振し、その結果抗うことのできない情熱に自らを溶け込ませ、美そのものの一部となることができたからです。それは帰属することにおいて、また『共にある』ことにおいて、究極でした[65]。（一〇頁）

この恍惚感は、神秘的恍惚体験(29)と同じ体験である。彼女(65)はこれを、通常の人々が保有している世界を認知する様式である解釈システムとは違ったシステムによる世界認識の体験であるとする。そのシステムは解釈システムが發達する以前にある認知様式で、感覚システムと彼女は名づける。それによる認識とは世界との共振によって成り立つと説明している。解釈システムはカントのいう悟性に該当するのであろうが、悟性による世界の認識様式と、感覚システムによる認識様式は違う。井筒(30)は意識を表層意識と深層意識に分け、表層意識は分節化された世界認識が成り立つ状態、深層意識は無分節の認識世界が成り立つ状態としている。井筒によると、無分節が分節化されるのは言語の作用なのであるが、それはさておき、意識の層が少なくとも二重にあり、無分節の意識は世界との一体感を生み出す、事物が融合する認識世界なのであった。だから、分節意識と無分節意識では、世界の体験が違ってくる。ウイリアムズのいう感覚システムは無分節意識であり、事物から離れて事物を客観的な出来事としてみる解釈システムとは違って、自己と事物が融合する。彼女によると、自閉症は認知の障碍なのではなく、解釈システムを發達させる以前の様式、つまり感覚システムにとどまっている状態であることになる。自閉症は違った認知の様式を保有しているのではなく、すべての人々が捨ててしまった認知様式を保有し続けている存在であって、このこと自体に問題があるわけではないのである。彼女はいう。

解釈システムに頼り、感覚システムは否定するか餘計なものとするように学習が為される世界では、外面的なものを越えてその内側を見ることがないように、また外面的に見えることが存在のすべてであると信じて疑わずに生きるように、人々が暗黙の了解をしており、この不自然なことが〈自然で當たり前〉なのです。[65]（一四一頁）

一方、解釈システムは次のような機能を持つ。

感覚器官を通してはいってくる情報をある程度濾過することがなければ、意識的悟性の穏やかに働く機能が情報流入の速さについてゆくことができず、それらの情報を本来調整すべき量と深みにして受け入れることができないでしょう。[65]（一三一頁）

つまり、彼女によると、解釈システムは世界との共感を失った不自然な状態であり、感覚システムこそが自然なのであった。ただ、感覚システムに問題がないことはなく、感覚システムだけでは外からの情報を濾過できず情報の洪水に見舞われて、生起していることを文脈を保って消化できなくなる。これは外部から見ると感覚過敏に映るに違いない。また情報が過剰になってしまって主体に混乱が起きると、周囲からはパニック状態に陥っていると見えるであろう。彼女はしばしば脳が過剰負荷状態となり、その結果混乱状態や凍結状態になったことを記述している(63・64)。これは感覚システムが、「不自然な状態」の世界に対処していくために支払わねばならない代償のようなものなのであろうか。

解釈システムに不慣れな彼女は、感覚の異常以外に、二つの注目すべき事柄を記載している。一つは教科書を読むのは上手であったが、読んでいるときには内容が理解できないことである。文字の使用はことばよりもはるかに後になって人間が獲得した能力である。文字を読む行為と文字内容を理解する行為は、本来一体のものではない。文字の認識と文字の持つ意味の解読は、それぞれが脳のどこで処理されどのように連結されているかわからないものの、少なくとも二つの処理過程を経て、初めて読んだものが理解できる。ウイリアムズはこの二つの行為を同時に行うのが困難であるといっている。グランディンはもろもろの刺激から、その時々に必要とされる刺激の選別が困難であると述べているが、ウイリアムズは刺激の統合困難を指摘する。それゆえ彼女は違った情報処理システムを組み合わせて素早く現実に対応するのが苦手なのである。もう一つの問題は外部からの情報の処理の仕方に関するものである。彼女は次のようにいう。

わたしは外から入ってくることばや情報を、そのまま受け入れることができなかった。皆、いったん頭の中で、いくつものチェックポイントのある複雑は検査手続きのようなものを経て、初めて解読された。同じことを何度も言ってもらわなければならないことも、よくあった。一度だけでは、頭の中にはばらばらになったことばの断片しか入ってこず、言われたことをおかしなふうにとってしまったり、まったく意味がわからないままでいたりする。(65)（一六八頁）

これらの記述から、ウイリアムズは、文字の理解とは違った問題を抱えていることが明らかになる。つまり、グランディンと同じく、情報を素早く処理できないといった問題があったことが窺える。感覚システムは、本来融合したり共感したりするシステムであって、分節化するシステムではない。ことばは、井筒によると分節世界を成り立たせるが、文の理解は分節の統合を必要とするであろう。ウイリアムズは個々のことばの意味を理解できていても、そのつらなりの意味を素早く解読できないのであった。この問題はことばだけでなく、世界の認識のすべての領域に及ぶはずである。外的世界からの情報を、解釈システムによって、分節化するのが遅く、また統合するのも遅く、そのために、現実の事態に素早く対応できないことが、一つの問題點となる。解釈システムは悟性の働きを必要とするが、学習の蓄積に従って情報を選別し濾過する作用を習得する。それは通常の人々の認識、客観的世界を概念によって把握する仕方である。ウイリアムズは、他の子どもならば三、四歳ごろに、感覚システムから解釈システムへ移行しているのに、そのころ彼女はまだ感覚システムに留まっていたという。そのため、外から入ってくる情報を濾過できず、情報の洪水に見舞われて、周囲で起きていることを消化できない事態が生じるのであるという。その結果、対人関係形成に必要な事態の認識が成り立たない。例えば、顔を見ても、顔の一部である鼻を見ていると顔全体が認知できます、ことばの抑揚に注意を向けているとことばの意味が理解できなくなるといった事態が生じるのである。自閉症の人の抑揚のない話し方は、抑揚を犠牲にして単語の意味に集中して話すためであることになる。これらは情報の統合の失敗として現象するであろう。

ウイリアムズの体験によると、自閉症は特異な状態なのではなく、通常の人々が發達過程でたどる経過を、ゆっくりと歩む、あるいはある時點で停止した状態なのであった。しかもその状態は、知的な發達とは違った状態である。彼女のことばでいうと、感覚システムから解釈システムへと發達する遅れ、あるいは停滞なのであった。それ故、彼女の假説によると、自閉症は質的な異常なのではなく、認知システムの変換の遅れ、あるいは、変換以前での停滞なのであって、そのこと自体は障碍ではない。そうだとすると、自閉症こそは世界との一体感を保有する内面的な状態を了解できる能力を保持していることになる。われわれは、ウイリアムズが自伝や理論的著作によって、自閉症は感覚システムの状態に留まっており、そのために情報の濾過ができず、さらに統合に困難のある状態であると論じていることを知った。もし、自閉症がそういう状態であるのなら、われわれの自閉症概念は変更を餘儀なくされるであろうし、このことは十分に検討するに値する。

（三）森口の自伝

自閉症にはしばしば「パニック」が生じることがよく知られている。「パニック」といわれるのは、突然の興奮状態といった意味なのであるが、この現象は必ずしも単一の状態ではないように思える。「パニック」との関連で、杉山[59]は、自閉症のタイムスリップ現象に注目している。タイムスリップとは過去の体験が今起きているようによみがえる現象であり、そのときには感情も同時に生々しくよみがえる。それが、苦痛体験であったとしたら、そのときの体験した恐怖や苦痛が出来事の想起に伴って、よみがえり、それが「パニック」を引き起こす。もう一つは、ナゼール[50]が記述しているように、同一性の保持を妨害されたときの反応として起きる。同一性の保持は、外部世界の単純化の役割を果たしていて、それが中断されると、構築されていた枠組みが壊れるため、恐怖や不安が噴出し、「パニック」が生じる。そして、もう一つはタンタム[61]が記述している驚愕反応（catastrophic reaction）である。これは、脳の情報処理過程が過剰負荷によって、突然機能しなくなる状態である。そうなると、「パニック」が起きたり、凍結状態になったりする。グランディンやウイリアムズの自伝から、このような状態が自閉症にしばしば生じることをわれわれは知っている。森口[45]の自伝には、「学校の規則や決まりはやたらと固守する一方で、本来ならごく自然のうちに溶け込めるはずの遊びのルールすら飲み込めず、いじめられたりパニックを起こす」（一四八頁）記述が数多く見られる。この書は、彼女が通っていた学校システムおよびそれを作り出した社会との悪戦苦闘の物語なのである。さまざまに生起する事件の背後には、もちろん彼女の日常会話の理解困難や、知覚や感覚過敏がある。そうなのであるが、しかし、彼女を取りまく生徒の無理解やいじめ、さらに教師の無理解や意地悪が、事件の起爆剤になっているのであった。彼女は知覚や感覚過敏について次のように書く。

電車に乗ると、車内のアナウンスが頭のなかを貫通する。そして電車が込めば込むほど、低周波が全身に襲いかかる。いくらウォークマンやイヤフォンで塞いでみても、地下鉄の轟音は容赦しない。不規則で突發的な過減速。そして予測不能な動きをする人間たちの群れ。電車には特有の臭いがある。夏場は身体それ自体から、そして冬場は黴びた衣服の臭いが嗅覚を襲う。(46)（二〇七頁）

聴覚や嗅覚、さらには振動などを知覚する感覚の過敏さが記載されている。雑菌やウイルスの臭いも嗅ぎわけることができたと、彼女は書く。感覚過敏状態にある彼女に、周囲の人の悪意ある行為が向けられると、彼女は状況理解困難状態や対処不能状態になり、「脳天モードパニック」が生じる。森口[46]は「脳天モードパニック」について、分かりやすく次のように説明している。

> 「パニック」が起こる理由はいろいろあるらしく、もともとのバグに癇の虫、あるいは不適切な入力の結果の場合もあるが、いずれにせよ〝プログラムが暴走し、ハングアップした電算機〟に似ている。その場合復帰するには、脳天の「百会ツボ」のリセット・ボタンを、なかば反射的に行う「角突き行為」で、正常を取り戻そうとするものらしい。（三五頁）

「角突き行為」とは、壁に何度も頭をぶつける行為である。そのようなパニックが起きる一つの理由として、彼女は、「おそらく周囲があまりにも騒々しく、入力が過剰かつ無秩序で矛盾に満ちていると、脳神経の回路が整理できないまま情報処理が追いつかず、思考や判断が〝もつれて〟しまうのだと思う」[46]（三六頁）と述べている。過剰な情報が処理できなくなり、思考や判断が停止してしまうというのである。あるいは、入ってくる情報の同時並行処理が苦手であり、作業中に話しかけられるのが苦手であるという。彼女の自伝は彼女を取り巻く「正常」な人々の無秩序と矛盾を暴き立て、そのような理不尽な世界で苦悩し、混乱し、それでも世界を理解しようとする彼女の苦闘ぶりを浮き彫りにする。彼女の混乱のもう一つの理由は、周りの人々の言動が無秩序で矛盾に満ちていることである。この結果、学校は彼女にとって、次のような意味を持つ場となる。

たまたま協調性を欠いていた私は、学校に通い続けて、何を学んだか。それは人間不信であり、懐疑心であり、強烈な悲観論であり、友達を作るということはナンセンスでもあり、真面目であることは自己満足に過ぎず、不動の信念が後の時代と世代から観念呼ばわりされることも体験した。(45)（二八八頁）

森口にこのような体験をさせるのは、学校だけではなく、それを取り巻く社会でもある。彼女はまた、感覚の過敏さ以外の感覚の問題も記述する。次のような事態である。

このころ（小学校中・高学年）私は、先生の話が理解できたが、級友たちの会話はわからないことが多かった。教科書は理解できても、日常会話の内容に対処したり、状況を察知したり

するのが、はなはだ不得手であった。(45)（一一九頁）

このような会話の理解困難は、自閉症の一つの症状とされ、また状況の認知の問題も一つの特徴であるとされてきた。そして、それらは、言語理解の障碍そのものとして理解されてきた。しかし、これまでの自伝を読んでくる過程で、これらの症状を別の観點から考えることも可能であるとわれわれには思える。自閉症の感覚異常を巡る問題を考察することで、われわれは現在流布している自閉症の症状理解の改変を迫られるのである。

四．情報処理にまつわる問題

これまで見てきたように、自閉症には感覚異常だけでなく、感覚の処理のもう一つ先にある情報処理過程の機能にも問題があるようである。自閉症の感覚異常は、先に概観したように、L.

J．ミラーら[43]が概念化した感覚調整障碍（sensory modulation disorders）を巡って研究がなされている。確かに自閉症では、その側面があるにしても、それで彼らの感覚異常のすべての側面が把握されるのではないらしい。ウイリアムズ[64]は、自閉症は情報処理過程に問題があるという。だが情報処理過程という用語は曖昧なことばである。感覚処理過程も情動処理過程といえるであろうし、極端にいえば、脳の機能だけではなく、生体全体が情報処理過程だからである。では自閉症に特有の情報処理過程とは何なのであろうか。

これらの點をもっと明確に述べたのが綾屋であった。綾屋[3]によると、感覚過敏や感覚鈍麻が生じるのは、さまざまな感覚をまとめ上げて、把握するのに時間がかかるためである。その結果

> 大量に刺激が感受されすぎて、たくさんの感覚で頭が埋め尽くされている状態を、わたしは「感覚飽和」と呼んでいる。これは私をとても疲れさせるもので、この感覚飽和に陥って情報が追い附かないときに、いわゆる「フリーズ」や「パニック」が引き起こされる。[3]（五七頁）

情報の処理がゆっくりであることは、グランディンも指摘するところである。この感覚飽和は

比較的小さな感覚刺激が一度にたくさん集積されるときにも、また、一つのものすごく大きな刺激が襲うときにも起こる。彼女によると、自閉というのは

身体内外からの情報を絞り込み、意味や行動にまとめ上げるのがゆっくりな状態。また、一度できた意味や行動のまとめ上げたパターンも容易にほどけやすい。(3)（七六頁）

状態なのである。ちなみに、彼女は、聴覚や視覚などの感覚異常があると述べつつ、温痛覚や圧覚の異常もあるという。また、視覚よりも聴覚の方が情報を得るチャンネルとしては有利であるという。視覚による情報は多すぎて処理できないことがあり、逆に音で見ているというぐらいに聴覚であらゆる情報を取り続けていると、反響音が空間把握や自分の位置の確認の助けになるそうである。ウイリアムズのことばの意味理解の困難や顔の認知の困難は、綾屋によると、まとめ上げの遅さによることになる。ナゼール(50)は、自閉症の情報処理について、別の側面を指摘する。彼は次のように述べている。

自閉症の人にとってやっかいなのは、自分の頭のなかが整理できずに混乱をきたしてしまうことだ。ほかの人たちに比べ、やたらと細かいところに神経がいってしまう。……自閉症の場合、それらの情報を分類したり処理する能力がほかの人よりも限られている。おまけに、言語スキルはさらに發達していない。そのため、他人にどうやって助けを求めたらよいのかもわからない。このようにインプットは過多なのにアウトプットが足りないため、どうしても行き詰まってしまう——処理できない情報がいっぱい残ってしまうのだ。そのために自閉症の人は単純な作業、それも他人と関わらずにできる作業に集中しようとする。そのために、溜まりに溜まった感覚データを処理していくのだ。（七九頁）

ここでは細かいところに神経がいってしまって、感覚データが過度に入力されるが、それを整理できないために混乱が起きることが指摘されている。別のいい方をすれば、適切に情報が濾過できないのである。ただ、彼は綾屋と違って、アウトプットが限られているために処理ができないとも述べている。そしてここでは、自閉症の診断基準の一つとされる単純な常同的で反復的な行動が、感覚データを処理する機能を有していると指摘されている。しかし、ナゼールの論述からは、感覚データが過度であるから処理できないのか、それとも処理の速度が遅いのかははっきりしない。

もう一人、ローソン(37)の体験を覗いてみよう。彼女にも感覚異常がある。触覚過敏や聴覚過敏、味覚の異常があるという。だが色覚に関しては、違うようだ。色は夢心地にさせるという。また、感情が分からない、ことばが分からないという。ことばは、会話よりも読む方が分かりやすい。紙の上の文字は、何度でも確認できる。会話も人の顔を見ない方が理解しやすいという。顔を見なければ、ことばは純粋で、表情や身ぶりに歪められることがない。彼女の体験からも、自閉症は情報が多すぎるために、それらをうまく処理できないことが読みとれる。

自閉症者の伝記や手記を通してわれわれが得たものは何であろうか。一つは自閉症には感覚異常があるらしいことである。もっとも、その様相は変化に富む。感覚過敏とか感覚鈍麻といったことばで統括できないほど多様である。もう一つは感覚データ処理のもう一つ先の情報処理システムに異常があるらしい。その異常とは、情報を必要に応じて選び出し、また状況に応じて結合することが困難なことである。ただ、情報処理システムの異常の原因が、彼らの説明を見る限り、それぞれの人によって違っている。ウイリアムズはわれわれの認識様式の感覚システムから解釈システムへの發達の遅延がそもそもの原因であるという。そして、彼女は解釈システムが必ずしもよいことではなく、世界との一体感の喪失を犠牲にして成り立っており、時に感覚システムに頼ることがすばらしいとも述べる。

一方、綾屋や森口は過剰な情報をまとめ上げて把握できないことが問題であるという。特に綾屋はまとめ上げる速度が現実把握に必要なスピードで行われないために、感覚異常を含めたさまざまな問題が生じ、これが自閉症の原因であると述べている。また、ナゼールは自閉症では情報を分類したり整理する能力が發達しておらず、また情報を出力する言語機能も發達していないために、情報が過剰に蓄積されてしまうと述べている。これらの假説は検討するに値するであろう。

ここで、夢想ともいうべき推論を述べてみたい。自閉症の原因はいまだに謎であり、多くの假説が提唱されてきた。それらの多くは、言語障碍説であったり、心の理論障碍説であったり、弱い中枢性の統合説であったりしたが、いずれも感覚や知覚の問題ではなく、もっと中枢のある認知機能の障碍を想定している。しかし、最近これらに対する反論が提出されている。例えば、自閉症で顔の認知が障碍されていることを示すデータがある。この認知の障碍の理由として、対人関係障碍が考えられる。しかし、別の説明もあり、顔の認知はもっと基礎にある知覚の障碍があるのではないかとバールマンら(6)は論じる。自閉症の顔の認知の障碍は、個々の部分を統合して全体を認知する機能の障碍なのではないかというわけである。中枢性の認知の障碍ではなく、もっと局所的な認知の障碍に注目しようという提案である。同じ方向に目を向けているのが、モトロンら(48)である。彼らは、弱い中枢性統合が自閉症に見られるとするフリス(19)の説に異を唱えて、むしろ低いレベルの知覚の亢進が自閉症の問題點であると論じている。彼らは、自閉症の知覚は通常よりも局所志向的に設定されていて、低いレベルの知覚課題を遂行するように神経が組織されていると假定する。この假説は、自閉症の感覚過敏やサヴァンの能力を説明する生物学的基礎を提供するようである。しかし、感覚過敏は自閉症にのみ見られるのではないし、サヴァンは自閉症に固有のものではない。また、この假説はわれわれの見てきた自ら自閉症である著作者たちが述べる情報処理の遅さや情報の統合の問題を説明しない。

一方、自閉症では、脳の領域間の低結合性があるとの指摘がある(28・33・34)。ジャストら(33)は、高機能自閉症者が文を解読しているときに、機能的ＭＲＩを用いて、その脳の活性化した部分を調べている。それによると自閉症者では対照者と比べて、もっぱらウェルニッケ野が活性化されていて、対照者に見られたブローカ野での活性化が、それほど見られなかった。そこから彼らは自閉症では脳の領域間の結合性が低下していると考えている。また、カナら[34]は、簡単な計算をする課題や「アラビア数字の8は九十度回転させるとメガネに似ている」といったイメージを喚起する必要のある課題を被験者に与えて、機能的MRIを用いた脳の局所活性部位を調べた。それによると自閉症の被験者では、いずれもが頭頂葉と後頭葉が活性化していたが、正常対照者に見られたもっと広汎な領域、例えば、左の角回や左の下前頭葉の活性化が少なかったと報告している。これらの結果から、彼らは領域間の結合低下が自閉症では起きていると論じる。領域間の結合低下は、局所的な機能の亢進と両立しないことはない。むしろ、同時に存在する可能性の方が高い。高畑ら[60]はサヴァンの能力を説明するために、逆説的機能亢進現象を唱えている。それは脳の領域間の統合の機能低下と局所的領域の機能亢進の混在を想定した説である。結合性の低下と局所機能の亢進は、B. L. ミラーら[42]の前頭側頭認知症の患者に絵画能力が発現するという報告や、スナイダーら[57]の正常者の左前頭側頭部に磁気を當てて機能を抑制したところ、一時的に絵を描く能力が向上するといった報告と整合するように思われる。

もっとも、これらの説も自閉症の症状をすべて説明するまでに至っていない。自閉症では、感覚異常を示さない人がいる。

結節硬化症と自閉症の發症の関連を示唆する論文がある。ボルトンら[10]は、結節硬化症と自閉症の関連を調べた。すると、結節硬化症の人五十三人中十九人が自閉症スペクトラム障害であった（自閉症が十四人、非定型自閉症が四人、特定不能の広汎性發達障碍が一人）。また、自閉症を合併する結節硬化症のグループでは、十九人中十七人、つまりほとんどが、側頭葉に結節があったが、合併していないグループでも三十四人中十四人、つまり半数以下であるが、側頭葉に結節を持っていた。この結果からは、自閉症のグループはほとんどが側頭葉に結節を持っているが、自閉症でないグループでも半数以下とはいえ、側頭葉に結節を持つ者がいるので、側頭葉の結節は自閉症發症の十分条件ではありえても必要条件ではない。彼らはまた、三歳までの側頭葉にてんかん様放電と自閉症の發症も調べた。自閉症のグループは調べられた十八人全員にてんかん様放電が見られたが、自閉症でないグループでは、三十四人中、二十一人にやはりてんかん様放電が見られたという。彼らはこれにより、三歳までのてんかん様放電が自閉症の發症に関連しており、放電によって、側頭葉の構造的、機能的異常が引き起こされるからではないかと論じている。しかし、このデータでは、自閉症を合併していない結節硬化症でも、自閉症のグループと比べると、比率は低いながらも（それでもかなり高い比率である）、側頭葉の結節やてんかん様放電が認められており、それらの人がなぜ自閉症でないのかが説明できない。ここでも側頭葉のてんかん様放電は自閉症發症の十分条件でありえても、必要条件ではないことになる。結局側頭葉の結節の存在そのものが、自閉症を生じさせるのではないのである。

それでも、次の假説は魅力的である。發達のどこかの時點で、何らかの理由で、例えば側頭葉の結節の存在やてんかん様放電によって、関連する領域間の結合の機能低下が生じる。それらは軽度であることもあるし、重度のこともある。関連する領域はいろいろなものであるであろう。そして、それに関連した局所的な機能の亢進が生じる。あるいは局所的な領域での新たな結合が生まれる。これによって感覚異常やサヴァンの現象が見られるのではないか。このように、この假説は自閉症のいくつかの症状を説明するのに、現時點で都合がいいように思われる。しかし、結合機能の低下とはどのようなものなのだろうか。これについては、まだ研究がはじまったばかりである。そして、多分他の障碍、例えば読字障碍や注意缺陥多動性障碍でも、領域間の結合機能の低下は見出されるであろう。これは今後の研究を待つしかない。それよりももっと重要な問いは、特定の領域の間での機能の低下が、どのようにして自閉症の本態の症状を生じさせるかである。自閉症は特有の対人関係障碍である。ところが現時點まで、それに関連する特定の領域およびその領域間の関連が明らかになることはなかったのである。

自閉症の現象は多様である。原因に関しても、症状に関しても、多様である[12・67]。感覚の異常は多くの自閉症児者に認められるが、すべての自閉症児者に認められているのではない。また、感覚異常とされる内容も人によってさまざまである。感覚様式に違いがあるし、過剰であったり、不全であったりする。そして、他の發達障碍にも、さらには正常の子どもにも感覚異常が認められる。だから、感覚異常は自閉症の診断基準にはなりえない。だが現時點で自閉症者の自伝を読むかぎり、感覚異常を理解することは、自閉症者の行動を理解するうえで、また彼らの示す諸問題に対処するうえできわめて重要なのである。だが、それとともにあるいはもっと重要なのは、感覚の異常ではなく、その背後にあるかもしれない情報処理過程の速度や容量などの問題である。しかし、今われわれはこれをどのように評価すべきか、その方法をまだ探り當てていないままなのである。

第五章 「發達障碍」概念、あるいはことばの使用について

一・はじめに

「自閉症」ということばにしばらく附き合ってみたい。現在自閉症といわれている状態は、必ずしもそのことばの意味である「自閉」を主症状としてはいない。そもそも「自閉」なる症状は、ブロイラー(8)がスキゾフレニアの主症状の一つとしたものである。もっとも今では、スキゾフレニアと自閉の結びつきは、症状論的にも、診断学的にもほとんど意味をなさなくなっている。時代

とともに、精神疾患の症状の表れが、文化的変化や治療的変化によって、変遷することは注目しておいていい。

さて、カナーによって「自閉」ということばが用いられたとき、このことばは當初ある病態の症状を意味していたが、(25)すぐにある病態そのものを意味するもの(26)に変化していった。自閉的な状態が、自閉症に変化したのである。カナーの用いたことばの意味の変化は、われわれの事態への認識の違いを反映している。ことばは記号であり、言語は形態であって実体ではないといったのはソシュール(50)であった。ことばは聴取映像が概念と連合する場所であるが、そのことばの有する音や記述される形態は恣意的なものであり、「言語体系は、音の一連の差異が観念の一連の差異と結合したものである」(一六八頁)とソシュールはいう。「語において重要なのは、音そのものではなく、その語を他のすべての語から区別せしめる音的差異である、なぜなら意義をになうものはそれであるからだ」(一六四頁)ということであるらしい。しかし、人々はことばを手に入れると、ことばを実態であるかのごとく取りあつかう。例えば、梅の実の乾燥加工物である「梅干」を耳にすると、たちどころに唾液が口の中に湧き出てくるとき、たとえそれが条件反射ではあっても、ことばが実態であるかのごとく作用している体験がそのときは生じているであろう。

人々はときにはそこに超自然的な力を附与することさえあった。古今和歌集(49)のかな序には次のような文がある。

やまとうたは、ひとのこころをたねとして、よろづのことの葉とぞなれりける。世中にある人、ことわざしげきものなれば、心におもふことを、見るもの、きくものにつけて、いひだせるなり。花になくうぐいす、みづにすむかわづのこゑをきけば、いきとしいけるもの、いづれかうたをよまざりける。ちからをもいれずして、あめつちをうごかし、めに見えぬ鬼神をも、あわれとおもはせ、おとこ女のなかをもやわらげ、たけきもの丶ふのこ丶ろをも、なぐさむるは哥なり。

ここではことばが霊的力を持っていて、それが哥となり、哥が自然をも動かす力をもっているとの考えがある。空海の表した『声字実相論(28)』には、「声發つて虚しからず。必ず物の名を表するを号して字というなり。名は必ず体を招く、これを実相といふ」とある。実相は声字によって表れるのであり、ことばは真実を表すと考えられている。「言霊」説である。「なむあみだぶつ」と唱えると、阿弥陀如来が浄土に連れていくという浄土思想は、言霊理論の一つである。今でもことばのこの効用が信じられていることがあって、人は困ったときとか願い事をしたいときに、札に書いて神に祈る。あるいは、ことばを巧みに使用することが、日常生活で重要とされている。

言語をこれらの考えと違って捉える言語観もある。ことばは使用されることによってその存在が持続するのであって、ウィトゲンシュタイン[72]のように、ことばの意味は使用にあるとするのもわれわれに実感としてある。ある単語の意味が時代や地域を異にすると違ったものになることはしばしばある。「あわれ」という単語は、今かわいそうに思う気持だったり、気の毒に感じられる様子を意味するが、かつては「ああ」と感動する気持を表すことばであった。肯定的でも否定的でも、心が揺り動かされるとき、人はあわれと感じた。しかし、現在では、この単語は否定的な意味しか有しない。ことばの意味の変遷は普遍的なことである。

ただ、用語の意味の明晰さは、科学の進歩と大いに関連する。ことばの定義は厳密であることが望ましい。一つの例をあげる。デカルト[12]は『哲学の原理』の中で、運動を定義している。彼によると、運動は「一つの物質部分すなわち一つの物体が、これに直接に隣接しており、かつ静止しているとみなされる物体のかたわらから、他の物体のかたわらへ移動すること」（三八三頁）であった。また、彼にあっては、静止を単に運動していない状態であるとせず、運動の反対の状態であるとした。「静止は運動の反対であり、いかなるものもそれに固有の本性によって、自分とは反対のものに、すなわち、自己自身の破滅に、おもむくなどということは、不可能だからである」（三九二頁）と彼は述べている。これはアリストテレスの哲学に依拠した考えである。デカルトの運動概念は物体の動きと運動量を併せ持つ未分化な、それゆえ曖昧にならざるを得ない概念であった。彼は第三の自然法則として、運動する物体の衝突の法則を挙げている。それは次のように述べられている。「一つの物体は、他のもっと力の強い物体に衝突する場合は、なんらその運動を失わないが、反対に、もっと力の弱い物体に衝突する場合には、これに移されるだけの運動を失う」（三九四頁）。ここでは、力の概念が明確に定義されていない。そして、運動ということばは運動量としても使用されている。このことは第三の自然法則の証明箇所で明らかとなる。すなわち「運動している物体が他の物体に衝突する場合、もし前者の有する、直進しようとする力のほうが、それに抵抗する後者の力よりも小さければ、前者は他の方向へ向きを転じるが、このとき自分の運動はそのままもちつづけ、運動の方向のみを失う、これに反して、もし前者の直進力の方が後者の抵抗力よりも大きければ、前者は後者を自分とともに動かし、これに与えると同量の運動を失う」。ここで述べられている事柄の奇妙さは、前者の物体と後者の物体と入れ替えることによって、明らかになる。デカルトの記述では運動の相対性が損なわれるのである。力の概念や運動の概念が曖昧であるため、デカルトは衝動の規則を七つ設定せざるをえなくなった。例えば第二の規則では「BがCよりもわずかでも大きくて、その他の點（速さが同じ）はとのままだとすると、Cだけ反転し、いずれも左へ向かって、同じ速さで運動することになるであろう」とある。しかし、これは誤りで、速さは減じるのである。彼は実際に自ら物体の運動を実験によって確認したのであろうか。運動に関しては、彼は実地に確認することなく、どうも理性による判断だけをおこなったのではないか。理性自体が誤謬を生み出すことを彼はよく知っていたはずであるが。

デカルトの誤りは、ニュートン(37)が、デカルトの『哲学の原理』を意識して書いた『自然哲学の数学的原理』の中で、力の定義と運動量の定義を明確にしたため、訂正されることになる。ニュートンは定義二で、速さと物質量（質量）を掛け合わせて得られるものを運動量として定義し、物体の衝突に関しては、「同じ向きにおこなわれる運動と逆向きにおこなわれる運動の差をとって得られる運動量は、諸物体相互間の作用によっては変えられない」と運動量不変の法則を述べた。デカルトが衝突に関して、七つもの規則を設けたのに対して、ニュートンは運動量不変の法則一つで間に合うことを示したのである。

ことば、特に名前は、物や事を名づけるために用いられるが、それらが表示する概念の記憶、伝達あるいは思考のために使用されることになる。だが、名前は現実そのものではなく、名づけた主体の観念の働きによって、さまざまな抽象度や非現実性を身に帯びている。鬼や天使や龍や麒麟は実在のものではない。また、かつて鯨は魚類であったが、今は哺乳類とされ、蝙蝠は鳥ではなく哺乳類である。固有名はある存在を直接指示するが、犬や自動車などの普通名詞は、個体を直接指示しない。現実の物のある一面の抽象を反映した概念を表す。犬という種はあるが、犬そのものという個体あるいは理念は存在しない。現実に生きている犬はそれぞれの個別性を有しているだけである。犬は食肉動物であるが、ペットでもありうる。物を指示する場合、ことばの抽象度や文化社会的次元や脈絡を考慮に入れなければならない。そうでないと、しばしば誤解や誤認が生じる。

われわれは日常的にさまざまな病名を使用しているが、病名は何らかの理由で意図的に定義されたものである。定義は概念であり、概念はわれわれの現実の認識の反映であるから、そもそも相対的で恣意的なものである。ただ、概念が共通の使用に耐えるためには、概念に対する人々の共通の認識がなければならない。さらに、科学的に使用されることばは、明確にそして厳密に定義されていて、しかも現実的基盤があって、使用される時代や地域による変化をあまり蒙らないことが望ましい。まして、個人の思想にしたがって私的な意味で使用されては、科学的な議論が成り立たない。かつて、スキゾフレニアに関して、イギリスとアメリカではその意味する内容が違っており（例えばケンデルら[27]を参照）、そのことが現在のＤＳＭやＩＣＤ-10のような操作的診断基準が作成されるきっかけとなった。

ラッカソンら[32]は「精神遅滞」という用語の変更を論じた際、名づけることについて、用語として特異的で一貫性のあるものを選択すること、その用語が意志伝達を促進するかどうか、そしてあるグループの人を名づける場合には重要な価値、特にそのグループの人に対して敬意が伝わるかどうかが重要であると述べている。よく知られているように、「精神遅滞」はかつて、「白痴」や「痴愚」といわれた時期があり、その後「精神薄弱」といわれていた。そして、少し前から「知的障碍」といわれるようになった。なるほど、ＤＳＭ-5は知的障碍を採用した。「精神遅滞」は「知的障碍」と置き換えられたらしいが、しかし、この二つの用語の意味する内容は、厳密にいえば違っているはずである。「精神遅滞」は決して「知的障碍」ということばで表せない内容を含んでいるであろう。われわれの関心の対象である自閉症と大いに関連している用語で、最近しきりに耳にする「發達障碍」ということばは、このような點に配慮がなされているのであろうか。調べてみる必要があるであろう。

二．「發達障碍」という用語の使用法

今「發達障碍」なる用語が広く使用されている。むしろ流行しているといってよい。総合病院で精神科の外来診療を担當しているわれわれのもとにも、「發達障碍の疑いといわれた。精査してもらいたい」とか「インターネットで見ていると、自分の状態は發達障碍に該當するようである。診察してもらえるか」といった電話がしばしばかかる。あるいはそういって人々が實際に診察に訪れる。そして、本人にじかに面接し、どのような發達障碍といわれたのかと尋ねても、明確な答えを得られないことがある。發達障碍とはどうも曖昧なことばであるらしい。

ウィトゲンシュタイン[72]によると、ことばの意味はその使われ方にあるのであるから、「發達障碍」という用語がどのように使用されているか、調べなくてはならない。この用語は本當に有意味な、つまり臨床的に有用な用語なのであろうか。実地に當たって検討してみよう。たまたま手元にある成書[24]を見ると、發達障碍の定義が、『心理学辞典[36]』からの引用として、次のように書いてある。

通常、幼児期や児童期または青年期に始めて診断され、その障碍（impairment）の起因が精神的、または身体的であるか、あるいは心身両面にわたり、その状態がいつまで続くか予測することができず、自己管理、言語機能、学習、移動、自律した生活、経済的自立等のいくつかの領域で機能上の制限のあるものを發達障碍という。（一頁）

この定義では、障碍の診断が青年期以前におこなわれること、その状態がある程度長期に（いつまで続くか予測することができず）持続すること、自己管理、言語機能、移動、自律した生活、経済的自立などいくつかの領域に機能上の障碍があるといった三つの条件が提示されている。ただ、ここでは發達障碍が実際にどのような状態を指すかは明示されていない。この定義ではもう一つ気になることがある。それはさまざまなレベルにあると考えられるもろもろの機能があたかも同じレベルにあるが如く並べられていることである。例えば、移動と経済的自立は機能としては同じレベルではない。移動困難であっても経済的自立は可能である。移動可能は運動能力の障碍と深く関係するであろうが、経済的自立は社会的要因の関与が大きい。自己管理は、機能としては多くの機能の総合として問題になるであろうが、言語機能はそれと比べると要素的である。この領域に挙げられている項目は障碍のレベルに違いがあり、構造的に違っているといえそうである。

実際にどのような状態かを示した例として、降籏(14)を挙げることができる。彼は、

軽度發達障碍とは、学習障碍、注意缺陥多動性障碍、高機能広汎性發達障碍（アスペルガー症候群、高機能自閉症、特定不能の広汎性發達障碍）の包括概念である。

と述べている。この定義によると、軽度とはどのような意味であるかが明らかでないが、具体的

な病態が列挙されていて、著者の意味するところは分かる。

別の定義も見られる。田中康雄[59]は、

> 發達障碍とは發達時期に多くの要因が絡まり合い、その人にあるべき本来の機能に障碍が与えられたもの（三九九頁）

と述べている。ただ、ここでは、あるべき本来の機能に障碍が与えられた状態とされているだけで、どのような状態が發達障碍に該當するかは特定されていない。高橋[56]によると、發達障碍は「知能、コミュニケーション、注意、感覚運動などの發達にかかわる要素的機能の単一または重複する能力の障碍」なのである。この定義では、人間の活動はさまざまな要素的機能の総合体であって、その中の一つあるいはいくつかが障碍されているのが發達障碍であるとされている。ここで曖昧なのが「發達にかかわる要素的機能」ということばである。多分、感情や対人関係能力も發達に関わる要素的機能であろうから、高橋の定義では、人間の活動のすべての領域の要素的機能の障碍が發達障碍に含まれることになるのではないであろうか。

数人の研究者の發達障碍という用語の使用法を概観したが、広汎性發達障碍や注意缺陥多動性障碍といった具体的な状態を列挙する研究者もあれば、發達時期との関連で發達障碍を定義しようとする研究者もあるといった現状であった。ただ、いずれの定義も、われわれが納得でき、臨床的に有用であると判断できるようなものではないように思われる。取り上げられている個々の状態像と發達期の障碍という概念がうまく噛みあっていない印象を受ける。ある特定の要素機能を取り上げ、その發達が障碍されているとすると、特定の要素だけなぜ取り上げるのかの必然性が見當たらない。高橋の定義からそのことが窺える。また個々の状態像をもって定義に替えようとすると、ある状態をもって發達障碍とし、ある状態をしないのかの明確な基準の妥當性がないように思われる。個々の研究者によって、取り上げる状態像の違いがあるからである。境界知能を發達障碍とするなら、精神遅滞は發達障碍としてはいけない理由はないようであるし、注意缺陥多動性障碍は發達障碍の定義に該當するのかといった議論は當然出てくるであろう。つまり、「發達障碍」は、明確に定義され、しかも一貫して使用されている用語ではないようなのである。それにしても、このように明確に定義されていない用語を、どうして人々は至るところでかくも頻繁に使用するのであろうか。それを知るためには、用語の使用されてきたいきさつを、つまりその発生的根拠を探る必要がある。

三．外国での發達障碍概念の歴史

發達障碍ということばは、十五年ほど前までは、わが国でそれほど頻繁に使用されることはなかったし、ほとんどの研究者はこの用語にそれほど注意を向けることはなかった。例えば、ある成書(16)に發達障碍という分類項がある。しかし、この本では發達障碍という用語に説明は与えられていない。ただこの項目には下位項目として、精神遅滞、自閉症、学習障碍、小児期崩壊性障碍、發達性言語障碍、および多動性障碍が含まれていて、ここでの發達障碍の意味するところはおおよそ推測できる。つまり、幼児期や児童期の發達期に發症し、精神病や神経症とは違って、症状の変化があまり見られず持続的であり、しかも生涯にわたって基本的な症状は持続するといった状態を指しているかと思われる。さらに、中枢神経系の發達に関する機能的障碍といった意味も含んでいるかもしれない。また發達障碍が学習障碍の同義語として使用された例もある。[35]このように研究者が同じ概念を使用してはいなかったし、そのことがそれほど問題とはならなかったのである。發達障碍という用語がなくても、臨床的に問題となることはなかったといえるであろう。

發達障碍という概念は、最近になって現れたものではない。フーコー[13]によると、發達という概念が導入されたのはエスキロールによってであり、それは十九世紀の前半であった。エスキロールは「白痴」を、後に狂気とみなされる状態と区別するのであるが、その際「白痴」は病ではなく、知的諸能力が決して表明されなかったり、もしくは十分に發達しなかった状態、つまり發達の不在の状態とみなした。この發達の不在は、セガンによって一層洗練されたものとなる。彼は「白痴」と「精神遅滞」を区別し、前者を生理的かつ心理的發達の停止の状態、後者を緩慢に發達する状態とみなした。セガンにとって、精神遅滞は發達の不在ではなく、發達の諸段階への到達の遅れであった。さらに、セガン[51]は「白痴」を「頭蓋―脊髄軸の特殊な缺陥であり、胎内および生後一ヵ月以内における栄養不良により發生する」と考えた。脳の解剖学や病理学の知識の蓄積を除外すれば、現在の發達障碍としての精神遅滞の概念は、セガンの概念からそれほど進歩しているとはいえない。逆にいうと發達障碍という概念もセガンの提出した以上のことをわれわれは深化させているわけではないといえそうである。

セガン以後の精神薄弱の処遇史を書いたトレント・ジュニア[63]は「今日セガンの生理学的教育システムをレビューしてみて驚くのは、彼の時代から現在に至るまで、教育訓練の基本的革新はほとんどなされてこなかった點である」(二三九頁)と述べている。さらに、精神薄弱の歴史を見ると、それは分析的でテクニカルな方法にこだわり続けた歴史であり、

我々が、眠った諸感覚を昏迷から覚醒させたり頭蓋骨の縫合を開けて脳髄の拡大が可能であるなら、また缺陥をもつ染色体を見つけたり、知能や社会適応を単体として測定できたら、さらに教育テクノロジーの精緻化によって、人々を受容的に行動できるように条件づけることができるなら、彼ら(精神遅滞者)に対してずっと良いケアを提供できコントロールできたであろう。皮肉なことに、そうした努力を通して、我々は精神遅滞者に対して、「無価値化」「精神の缺如」というラベルを張り続けてきたのである。(二三九頁)

とトレント・ジュニアは総括する。今この歴史を見るとき、「發達障碍」に関する歴史もまた同

じ轍を踏んでいないか、十分に検討する必要があるであろう。

精神遅滞ではなく、自閉症に関して、發達という觀點を導入したのはイギリスの研究者たちであった。自閉症はかつてスキゾフレニアとされていたが、その時代に、ラターら[47]が、自閉症の診断基準を確定し、それが精神病でないことを示すために用いた方法は、自閉症の子どもを精神疾患を持っているが自閉症ではない子どもと症状や経過を比較することであった。彼らがそれによって抽出した自閉症の特徴は、（一）人々との自閉的な関係、（二）話しことばの著しい遅れや聴覚刺激に対する反応のなさや話しことばが出現した場合の代名詞の逆用ならびに、反響言語、（三）集中困難、（四）自傷傾向であった。このときラターは自閉症を何らかの言語の發達障碍であると考えており、自閉症の特徴をより鮮明にするために、自閉症と發達性受容性言語障碍を比較している[46]。その結果、彼らは「言語を含む認知障碍が自閉症の病態形成の主要な要因である」（一六六頁）と結論づけた。

もちろんこの障碍は環境因によって生じるのではなく、中枢神経系の障碍を基盤にしているという考えは織り込み済みであった。自閉症が發達障碍と考えられたときに、精神遅滞がそうであったように、中枢神経系の發達の問題が當然含まれるのであった。

ラター[44]の自閉症言語發達障碍説を媒介として、發達障碍ということばを自覚的に使用したのは、多分ＤＳＭ‐Ⅲ[2]ではないであろうか。精神医学に操作的診断基準を持ち込んで大いに革新的であろうとし、一方では多くの論争を生み出したＤＳＭ‐Ⅲでは、通常幼児期と児童期と青年期に發症する障碍（disorders）が、大人の精神障碍とは別個に設けられており、さらにこの大項目の中に、五つの主要なグループが含まれている。そのグループとは、知的、行動的、情緒的、身体的そして發達的である。これらの中の五つ目の項目が今われわれの関心事項である。この發達的とされる下位項目には、広汎性發達障碍と特異的發達障碍が挙げられている。そして、ＤＳＭ‐Ⅲでは、広汎性發達障碍と特異的發達障碍には、相違點が二つあると指摘されている。一つは、「特異的發達障碍では単一の特定の機能が冒されているのに対して、広汎性發達障碍ではいつも多くの機能が冒されている」（八六頁）點で、もう一つは「特異的發達では子どもはより早期に發達段階を通過するように振舞う、障碍は發達における遅れであるからである。一方広汎性發達障碍では、子どもはいかなる發達段階であっても正常ではない重い質的異常を示す。この障碍は發達における偏りである」（八六頁）點で、両者は区別されている。広汎性發達障碍は、一つの機能の障碍ではなく多くの機能の障碍であること、そしてその障碍は遅れではなく偏りであることが強調されている。ただ、この区別は実証されているわけではない。例えば特異的發達障碍とされているものが、必ずしも広汎性發達障碍より早期に發達段階を通過するわけではない。ハウリンらの[20]特異的發達障碍の一つである受容性言語障碍を成人期まで追跡した報告によると、多くの者に持続的な問題が見られ、その問題の性質は自閉症の問題と質的に非常に似ていたとされている。一方自閉症と診断されたものの中でも、数パーセントではあれ自閉症と判断できない状態となるとの報告がある（例えばドゥマイアーら[11]、グリーンら[15]）。だから、DSM-Ⅲの特異的發達障碍と広汎性發達障碍の区別の説明は、假説であって、確認された根拠に基づいたものではない。なお、DSM-Ⅲではパーソナリティ障碍と特異的發達障碍は診断コードの第二軸に属するとされ、広汎性發達障碍は第一軸の臨床障碍に分類されているが、これも根拠があってのことではない。DSM-Ⅲが發行された當時、そのように考えてみようとしていたに過ぎず、これらの概念が実体を示しているとする根拠はそれほど堅固なものではなかったのである。

ただ、自閉症を發達障碍として考えることと、自閉症を發達障碍であると定義することとは、違っていることに注意する必要がある。例えばラター[48]が發達精神病理学を提唱するとき、その学は何らかの精神病理を發達的に、つまり、幼児期から成人期まで、生涯にわたってその病態の経過と変化を研究することなのであった。それゆえ、發達障碍という特有の臨床単位があるのではなく、發達精神病理学的な対象となるいくつかの病態があるということなのである。自閉症は發達障碍なのではなく、自閉症という病態は發達的観點から研究の対象となるという意味なのである。ラターらは先の論文でその対象となるものの例として、愛着障碍、反社会的行動、自閉症、うつ病、スキゾフレニア、知的發達障碍を挙げている。あるいは、トゥーレット症候群をこれに加えてもよいかもしれない[53]。この区別は重要である。しかし、この考えあるいは対象への接近の仕方が十分理解されているわけではない。

DSM-Ⅲで提示された發達障碍という概念は、DSM-Ⅲ-R[3]でも、引き続き用いられる。DSM-Ⅲ-Rでは、發達障碍に含まれる対象が精神遅滞と広汎性發達障碍と特異的發達障碍および他の發達障碍となり、DSM-Ⅲよりも包括範囲が拡大している。そして、この發達障碍はパーソナリティ障碍とともに、診断コードの第二軸に属するものとされた。ここでは広汎性發達障碍は臨床障碍である第一軸から第二軸へ移されることになる。

さて、現在まで広く使用されてきたDSM-Ⅳ[4]では広汎性發達障碍と發達性協調障碍に「發達」という用語が使用されているだけである。それまで使用されていた特異的發達障碍という用語は消えている。ただ、巻末の索引には發達障碍という項目があり、そこを見ると学習障碍と精神遅滞と広汎性發達障碍を見よと指示してある。ＤＳＭ-ⅣもＤＳＭ-Ⅲ-Ｒと同じ考えを保持しているらしい。しかし、そのことが表面からは分からないようにしてある。つまり、發達障碍という用語をあえて使用しないようになっているらしいのである。その理由は明らかでない。また、ＤＳＭ-Ⅳの第二軸にパーソナリティ障碍と精神遅滞の二つが含まれており、広汎性發達障碍は再び第一軸の臨床障碍に含まれている。ここらあたりのことが發達障碍という用語を用いなくなった理由かもしれない。最近發刊されたＤＳＭ-５では、ＤＳＭ-Ⅳの幼児期、児童期、青年期に通常最初に診断される障碍が、神経發達障碍とされ、もともとの下位項目もこの新たな項目の中に含まれることになった。ただ、排泄障碍と分離不安および選択緘黙は、別の分類項目に移されている。なぜこれらの障碍が神経發達障碍とされないのかはわからない。夜尿症などの排泄障碍こそ發達障碍ではないかと思ってしまうのである。

ＤＳＭの診断体系では、今見たように、發達障碍という用語が當初積極的に用いられていたが、一時期用いられなくなった。これまで第二軸としてコードされていた広汎性發達障碍や特異的發達障碍は、そこからはずされ、また特異的發達障碍という用語が消失し、学習障碍という用語に変化している。そして、今後は神経發達障碍という用語が採用されることになった。この変化の激しさは注目しておいていい。發達障碍は定義からもまた疾患としての位置づけからもまだ十分に定まったものではないのである。まして、發達障碍がある特定の臨床単位であると定義されているのでもないのであった。

もう一つ国際的に使用されているＩＣＤ-10では[73]、發達障碍という項目は見當たらない。ただ心理的發達の障碍という項目がある。煩わしさをいとわず、その項目の説明を引用する。

一．發症は乳幼児期あるいは児童期であること
二．中枢神経系の生物学的成熟に深く関連した機能發達の障碍あるいは遅滞であること
三．多くの精神障碍の特徴である寛解と再發がみられない、変化のない一貫した経過を示す

そして、この特徴を持つ疾患として、特異的發達障碍と広汎性發達障碍が挙げられている。この三つの特徴はラター[42]が自閉症とスキゾフレニアを区別した際に取り上げた多くの相違點の中にすでに現れている。ＩＣＤ-10の三つの特徴と関連するラターの挙げた自閉症とスキゾフレニア

の相違點は、(一) 自閉症は早期幼児期に出現するが、スキゾフレニアはもっと後期につまり十歳以後に出現する、(二) 自閉症は言語を含む認知機能の障碍であるが、スキゾフレニアではそのようなことは認められていない、(三) 自閉症は發達の障碍であるが、スキゾフレニアは發達した後に現実感覚の喪失をきたし、幻覚や妄想の症状を示す、の三點である。これ以外にも患者の性差に違いがあるとか、家族の精神科疾患の既往歴が違うとか、てんかんの合併率が違うといった點が挙げられている。ICD-10の心理的發達の障碍は自閉症をスキゾフレニアと区別するための特異的症状をそのまま當てはめたものであることが分かる。それ故、DSMの診断体系では發達障碍の中に含まれていた精神遅滞が、ICD-10では、心理的發達の障碍の中に含まれていない。では、ICD-10では精神遅滞はどのようにあつかわれているのであろうか。ICD-10でももちろん精神遅滞は定義されており、それによると、

精神遅滞は精神（the mind）の發達停止あるいは發達不全の状態であり、發達期に明らかになる全体的な知的水準に寄与する能力（skills）、たとえば認知、言語、運動および社会的能力の障碍によって特徴づけられる。

とある。これを見ると、精神遅滞もやはりＩＣＤ–10の定義による發達障碍なのである。すでに述べたように、精神遅滞はセガンによって定義されたように發達障碍であった。その後、自閉症が發見され、それが發達障碍であるとされたため、しかもこの状態が精神遅滞を合併するため、精神遅滞と区別する必要から、広汎性發達障碍といった用語が新しく作られたのである。さらに、自閉症との関連で、要素的なスキル、例えば読みや書きや話しことばの發達の問題が注目されるようになり、特異的發達障碍という用語が作られた。このように推測すると、ＤＳＭやＩＣＤの發達障碍には精神遅滞と広汎性發達障碍と特異的スキルの發達障碍あるいは学習障碍が含まれることになる。

児童青年精神医学の教科書の一つ(68)には、發達障碍という項目がある。そこでは以下の四つの病態が挙げられている。

一．精神遅滞
二．自閉性障碍
三．その他の広汎性障碍

四．学習・運動スキルおよびコミュニケーションの發達障碍

この四つの病態は、ＤＳＭ−Ｒ−Ⅲの發達障碍に含まれていたものと同じであり、ＩＣＤ−10の心理的な發達の障碍に含まれているものと精神遅滞を合わせたものである。それゆえ、この四つが最近までの児童青年精神医学における、發達障碍ということばの国際的に一致が見られている内包なのであった。

しかし、ＩＣＤ−10の心理的な發達の障碍を説明する際に挙げられた三つの特徴のうち、「發症が幼児期あるいは児童期であること」を除き、中枢神経系の機能發達の障碍や変化のない一貫した経過が理念であって実態でないことは、すでに述べた。自閉症が全く変化せず一貫した状態を持続させるとする考えは、多くの追跡研究によって、一部は改善して自閉症でなくなる症例があることが明らかになっており、書き換えられる必要があるであろうし、自閉症が全く發達しないとする考えも修正する必要があるであろう。われわれは前章で發達した、そして發達しつつある自閉症者の手記を覗いた。

もう一つ別の發達障碍の定義の流れにも触れておく必要があるであろう。それはアメリカの發

達障碍に関する法律で規定されたものである。一九七〇年の發達障碍サービスおよび施設建設法によると、「發達障碍ということば」は次のように規定されている。

發達障碍ということばは精神遅滞と密接に関連している、もしくは精神遅滞を有する人と同等のあつかいを必要とすると長官に認められた、個人の精神遅滞、脳性麻痺、てんかんや他の神経学的状態に由来する能力障碍を意味し、能力障碍はその人が十八歳に達する以前に始まり、永久に続くことが予想され、その個人に相當な社会的不利益をもたらすものである。(1)（一〇七頁）
［筆者注：原文の mental Retardation が訳本では知的障碍と訳されている。ここでは原文に忠実に精神遅滞に変更した］

さらに同書では二〇〇〇年に制定された發達障碍援助法および説明が載せてあり、それによると

發達障碍という用語は五歳以上の重症の慢性の能力障碍を意味し、

A．精神的なまたは身体的な障碍あるいは精神的および身体的な障碍の組み合わせによるもの

B．個人が二十二歳に達する以前に明らかとなり、

C．際限なく続く可能性があり、

D．以下の重要な機能的制約が生じる：

（i）セルフケア、（ii）受容性と表出性の言語、（iii）学習、（iv）移動性、（v）自己管理、（vi）独立した学習能力、（vii）経済的自立

E．一生もしくは長い期間そして個別に計画される特別な、多領域にわたる一般サービス、個別援助、または他の援助形態などの組み合わせとその継続に対する個人的ニーズに表される

と定義されている。これらを見る限り、發達障碍は重い精神遅滞か身体障碍さらにこの二つを合併する重い慢性の能力障碍の状態を意味していることは明らかである。

現在、發達障碍概念には二つの考えが混在している。一つは精神遅滞や身体障碍を中心とする

重い障碍を發達障碍とする考えであり、これは歴史的に古い。社会福祉的な考えといってよいであろう。アメリカの法律で定められた「發達障碍」は、この流れを引き継いでいる。もう一つは精神遅滞から分離された自閉症を言語の遅れと偏りを特徴とする發達障碍であるとする考え方で(9)あり、これは比較的新しい。この新しい流れが、DSMやICD-10の「發達障碍」概念の先駆となっている。こちらの方が現在の児童精神医学の流れに沿う考え方といってよいであろう。

このことを前提にすれば、わが国で使用されている「發達障碍」の概念は欧米で使用されている概念と幾分違っていることが分かる。もちろん現在使用されている国際診断基準や個々の疾患の概念にも内容の変更や位置づけの変更があるであろう。今後も変化すると予想される。それゆえ「發達障碍」という概念は普遍性を持った用語とはいえず、今後も訂正を加えられるであろう概念である。しかし、一節で見たように、わが国の「發達障碍」は、個々の研究者によってかなり恣意的に使用されていて、なかなかその意味するところが一致していない。そのことをもう少し検討し、發達障碍概念の含む根本的な問題點を考察しよう。

四．わが国の「發達障碍」の成り立ちと現状

すでに述べたように、二〇〇〇年ごろまで、わが国でも「發達障碍」という用語はあったが、使用する人によってその意味するところが違っており、しかも、その違いが問題になるほど注目される用語でもなかった。ところが、現在では「發達障碍」という用語は盛んに用いられるようになり、一般にも広く流布している。ここ十年ほどのわずかな時間に起こった現象である。こうなった経過を辿ってみよう。

わが国で「軽度發達障碍」ということばを最初に使ったのは杉山であろう。山崎(21)（座談会での発言）は、「多分、杉山登志郎先生が最初に提言したらしいのです」（六頁）と述べている。そこで、現在の「發達障碍」概念を理解するために、その基となったと思われる杉山の「軽度發達障碍」の定義を見ておこう。杉山(54)は、「軽度發達障碍」について、次のように定義を与えている。

機能的な障碍そのものは軽度である軽度發達障碍に属するのは、高機能広汎性發達障碍、注

意欠陥多動性障碍、学習障碍、協調性運動障害、軽度知的障害などである。（二四一頁）

ここで述べられている「軽度發達障碍」には、知的機能の障碍がないかあっても軽度であり、しかも機能的障碍が軽度な自閉症や注意欠陥多動性障碍や学習障碍、そして軽度の知的障碍が含まれている。しかし、なぜこれらの状態が「軽度發達障碍」としてひと括りにしてあるかは、この定義からははっきりしない。今列挙した状態は本来別々の病態であると考えられてきたし、今もそうである。杉山がなぜ軽度發達障碍という用語を用いて、そこに四つの状態を包含させたのかを検討してみよう。

杉山は同じ論文の中で、児童期の軽度發達障碍に共通して見られる問題點を三つ挙げている。一つは、軽症の發達障碍は健常児との間に連続性があり、しかも一人の子どもに現行の診断基準を當てはめると診斷の重なり合いがある。その場合どの視點から児童を見るかで診斷が異なってしまうという事態が生じる。二つ目は、軽度發達障碍の存在はこれまであまり広く知られておらず、教育における対応は十分な検討が成されてこなかった。ハンディキャップが存在するにもかかわらず、教育の恩恵も福祉のサポートも受けていない。三つ目は、大多数の軽度發達障害児は二次的に、反応性の情緒的な問題や精神科的な問題を併發する。このように軽度發達障碍は今日、独特の問題を抱えているというのである。さらに、「今日、『学級崩壊』『切れる子』など、軽度發達障碍に関連をもつと考えられる話題が新聞の記事を飾らない日はない状況であり、軽度發達障碍への取り組みは正に社会から要請されている」（二五〇頁）とも述べている。ちなみに、文部省の特別支援教育課の柘植は、特別な教育支援を必要とする生徒児童に関する全国の実態調査の結果を二〇〇三年に發表している(66)。これによると、教育面や福祉面での注目やサポートが必要であるから、「軽度發達障碍」という概念を作ったといっているように思える。自閉症や注意缺陥多動性障碍は幼児期や児童期に症状が明らかになり、しかもそれによって教育的な問題をしばしば引き起こすのであるから、これらの病態を教育的、福祉的側面から考えることは極めて重要であり、かつそれらは現時點で決定的に缺けている面であるから、杉山の問題意識は十分に理解できるし、新たな用語を作り出した意図もよく分かる。しかし、この概念に疑問がないわけではない。一つの理由は、高機能広汎性發達障碍や注意缺陥多動性障碍が軽度の障碍であるのかどうかである。高機能広汎性發達障碍がいかなる状態を指すのか不明確であるのだが、もしそれが高機能自閉症を指すとすると、その場合軽度である状態もあれば軽度とはどうしてもいえない状態もあることを、臨床家ならよく知っている。もう一つは、高機能広汎性發達障碍と注意缺陥多動性障碍と学習障碍は合併することはあっても、児童精神医学の歴史の中で実証的に区分されてきた病態なのであり、それゆえ治療的アプローチも違っている。そのため、これらを同じ障碍として扱ってよいとは思えないのである。症状が違い、治療的アプローチが異なる病態を同じグループとしてあつかうときには、その必要性を明確にして、はっきりとした限定を施さねばならない。そうでないと誤解や誤用が生じ、その結果混乱が生じることが予想される。ただ、杉山のこの論文によって、「發達障碍」なる概念が今のように流布したわけではない。

一つの法律が制定される。二〇〇四年に『發達障碍者支援法』が制定され、二〇〇五年四月から施行されることになった。この法律の中で、「發達障碍」は次のように規定されている。

第二条　この法律において「發達障碍」とは、自閉症、アスペルガー症候群その他広汎性發達障碍、学習障碍、注意缺陥多動性障碍、その他これに類する脳機能の障碍であってその症状が通年低年齢において發現するものとして政令で定めたものをいう。

この法律は、杉山が要請したように、「發達障碍」に教育面や福祉面で光を當てようとして制定されたものに違いない。この定義を杉山のものと比較すると、「軽度」ということばがないこと、および軽度知的障碍がこの範疇から除かれていることである。さらに、これらの障碍が「脳機能の障碍」と明記されている點である。またことばの問題に過ぎないかもしれないが、ここで用いられている用語は、ＤＳＭ系の用語とＩＣＤ−10の用語が混淆して用いられている。これで見る限り、この法律を作成した主体は、診断体系に疎いかあまり配慮していないことが分かる。「アスペルガー症候群」はＩＣＤ−10に出現する用語であり、「学習障碍」や「注意缺陥多動性障碍」はＤＳＭ−Ⅳに見られる用語である。ちなみに「自閉症」はどちらにも現れない用語であり、広汎性發達障碍はどちらにも見られることばであった。

このような用語使用の無神経さはさておいて、この法律で一番の問題點は「發達障碍」を「脳機能の障碍」によるとしたことである。なるほど、自閉症は脳の機能障碍であるとの假定の下に数多くの研究がおこなわれてきたし、今後もおこなわれるであろう。また、注意缺陥多動性障碍でも、この方向で幾多の研究がおこなわれてきた。しかし、これらはあくまでも假説であって、自閉症や注意缺陥多動性障碍が脳機能の障碍であるとか、ましてやどのような脳機能の障碍であるとかが実証的に提示されているわけではないのである。これらの障碍はあくまでも臨床的な「症状」によって定義されているのであって、ここには今後明らかになるかもしれない雑多な状態が混入している可能性があるのである。医学の領域でいまだ假説にすぎない考えを、あたかも事実であるかのごとく法律で規定する理由が問われなければならない。もう一つ、杉山の概念規定の中ではもっとも数が多い「軽度知的障碍」がなぜこの法律には含まれていないかも問われなければならない。この法律に基づいて、厚生労働省は「發達障碍者支援センター」を全国都道府県や政令指定都市に設立するよう働きかけたが、發達障碍者支援センターの対象となるのはほとんどが自閉症圏の障碍である。このことに関して東條[60]は、「この『發達障碍』の意味は『自閉症』に関連する發達障碍に限定しているとのことです。……基本的にはアスペルガー症候群だと厚生労働省の担當官がいっています」（一六九頁）と述べている。そして、現実に、發達障碍者支援センターへの来談者は大部分が自閉症圏の人々なのである。

この法律が施行されると同時に、文部科学省は『發達障碍のある児童生徒への支援について（通知）』を出す。二〇〇五年四月のことである。その通知では、『發達障碍者支援法』にある「發達障碍」は本来の法律にあるよりも丁寧に、多くのことばを費やして次のように書いてある。

本法における發達障碍とは、脳機能の障碍であって、その症状が通常低年齢において發現するもののうち、ＩＣＤ－10（疾病および関連保健問題の国際統計分類）における「心理的發達の障碍（Ｆ80－89）及び小児〈児童〉期及び青年期に通所は發症する行動及び情緒の障碍（Ｆ90－98）」に含まれる障碍であるが、これらは基本的には、従来から、盲・聾・養護学校、特殊学級若しくは通級による対象となっているもの、または小学校及び中学校（以下「小学校等」という。）の通常の学級に在籍する学習障碍（ＬＤ）、注意欠陥多動性障碍（ＡＤＨＤ）、高機能自閉症及びアスペルガー症候群（以下「ＬＤ等」という。）の児童生徒に対する支援体制整備の対象とされているものであること

この文章は読みづらい。何度か繰り返し読むと、文部科学省の「發達障碍」の中には、本来ならばＩＣＤ－10の[73]「心理的發達の障碍」と「小児〈児童〉期及び青年期に通常發症する行動及び情緒の障碍」に含まれる障碍が入ると書いてあるらしい。しかし、法律の対象となるのは、従来文部科学省が障碍児教育の対象としてきた状態と、新たに学習障碍や注意欠陥多動性障碍や知的障碍のない自閉症（高機能自閉症やアスペルガー症候群）を「發達障碍」とするということであ

るらしい。この定義によると、従来の障碍児教育の対象であった状態とは別に、新たに「発達障碍」といわれる状態が特定されることになる。そして、その対象は、杉山の軽度発達障碍に含まれていた状態と同じままであることが分かる。ただ、協調性運動障碍と軽度知的障碍は除かれている。ここでも用語の使用に対して、意図的か不作為かは分からないものの、混乱が見られる。明確にICD-10に含まれる障碍としているにもかかわらず、DSM-Ⅳの診断項目である注意欠陥多動性障碍が「發達障碍」に含まれている。この状態はICD-10では多動性障碍となっているのであるが、しかし、これらは同じ概念のようで実際には違っている。多動性障碍より注意欠陥多動性障碍の方が、覆う範囲は広い(例えば、リーら[31]を参照)。當然、注意欠陥多動性障碍と診断される子どもの方が多動性障碍と診断される子どもより多い。

その後厚生労働省雇用均等・児童家庭局[30]が發行した『一般精神科医のための子どもの心の診療テキスト』では、「發達障碍」として、精神遅滞、学習障碍、広汎性發達障碍、多動性障碍、發達関連障碍：てんかんの五つの項目が挙げられている。ここで用いられている用語や分類はICD-10の診断基準や分類に従っているのであるが、自閉症の項目を述べた本文では、診断基準としてはDSM-Ⅳの基準が用いられている。また、多動性障碍の診断基準として、不注意や過活動および衝動性の症状が列挙されていて、その中のいくつかを満たせば診断せよと説明されている。例えば、不注意については、九つの症状のうち六つ満たせばよいとある。しかし、ICD-10にはこのような症状列挙と診断のための症状の数は示されていない。症状の列挙と診断のための症状数の設定は、研究用のICD-10の診断基準(74)である。WHOは研究用の様式を一般臨床医に使用するよう求めてはいない。自閉症の診断基準に関しては、後にすこし述べる機会があるであろうが、それにしてもICD-10にある小児自閉症と多動性障碍とDSM-IVにある自閉性障碍や注意缺陥多動性障碍では、診断基準が微妙ながら違っている。このテキストの著者らはどうしてそのことに無関心あるいは不注意なのであろうか。ある操作的診断基準は、その操作手順に正確に従うことによって実施可能であり利用可能なのである。きめられた手順を満たすべき条件が違えば、定められた基準に意味はない。臨床家や研究者には、条件の恣意的な解釈や変更は許されるべきではないのである。もし、そうしたければ、そのことを明記し、自らの基準の妥當性を実証するためのデータを提示すべきなのである。

「歴史もなく対応する外国語もない(21)」、「軽度發達障碍」という概念が、厚生労働省や文部科学省のそれぞれの都合に合わせて、「發達障碍」に変更され、新たな意味を附与されて、急速に用いられるようになった。「發達障碍」という病態が新たに發見されたのでもなく、このような用語を用いる必要性を惹起する理論が提出されたのでもない。この用語の成り立ちの経緯を見ると、児童精神医学の領域で十分な検討をされることなく、漠然と使用されていた用語が、急に法律で規定され、教育や福祉領域で使用されるようになったというにすぎない。しかも、その変遷の経過で微妙な内包の変化が見られる。そして、この微妙な変更は、医学的な理由からではないので、社会的な意味を持っていたと解釈すべきなのである。それにもかかわらず、臨床家や研究者はこの用語に飛びつき、盛んに高説を開陳する。山崎[75]は、このような動向に対して、「發達障碍」が過度に注目されるようになり、「短期間の面接や行動観察で、『自閉症』『アスペルガー症候群』、さらには『發達障碍』と安易に診断・評価するようになった」とし、現在の發達障碍概念やそれに基づく臨床家の診察行為を批判的に述べている。わが国の臨床家や研究者が「發達障碍」をどのように考えているか、その一端を一瞥しよう。

五．わが国での「發達障碍」あるいは「軽度發達障碍」の使用例

「發達障碍」が、厚生労働省や文部科学省によって行政的に規定されてきたことを前節で見たが、臨床現場ではこの用語はどのように使用されているであろうか。もともと、医学的に定義された用語ではないので、統一した意味を持って使用されていないことが十分に予想される。さらに、それに伴って、混乱が生じることが避けられないのではないかと考えられる。今手許にある資料を基にして検討してみよう。

杉山が「軽度發達障碍」なる概念を提唱した後で、すでに引用した降籏[14]が軽度發達障碍について述べている。降籏の編著は「軽度發達障碍」を論じた早期の文献である。それを再録すると、

軽度發達障碍とは

学習障碍（ＬＤ）、注意缺陥多動性障碍（ＡＤＨＤ）、高機能広汎性發達障碍（アスペルガー障碍、高機能自閉症、特定不能の広汎性發達障碍）の包括概念（二一頁）

であることになる。ここでは、杉山の定義に含まれていた軽度知的障碍が除かれている。文部科学省の「發達障碍」として新たに規定された状態と同じものになっている。ここで「軽度」とは何を意味しているかを見ておこう。杉山は先の論文で、機能の障碍が軽度であると述べる以外に、軽度とはどのような状態であるかを示していない。精神遅滞に関しては従来から軽度精神遅滞ということばがあり、それは知能テストと適応状態によって定義されているから、混乱することはない。知的障碍の概念に関する議論はあるものの、軽度ということばに曖昧さはない。しかし、学習障碍はそのまま軽度の状態なのであろうか。發達性読字障碍は学習障碍の代表といってよいのであるが、この障碍は、子どもの能力から予想される読みの習熟度と実際の習熟度の乖離の程度によって定義される。例えばその差を一標準偏差とするか、二標準偏差とするかで、出現頻度が異なる（例えばスノーリングを参照）[52]。そして、そのように定義された状態の中で、當然ながら読みの障碍が重い子どもと軽い子どもが存在する。定義からしてそうなる。だから、ある状態そのものが軽度であるとか重度であるとかは、本来的にあり得ないし、実態にそぐわない。注意缺陥多動性障碍でも、障碍の程度の重い状態から軽い状態まで幅広く分布する。このことは臨床家の常識である。結局軽度とは、知的障碍がないかあっても軽度という意味なのであろうか。それとも、単にこれまで通常の学級に在籍していた子どもという意味なのであろうか。
高機能広汎性發達障碍が軽度發達障碍であるとされているが、この點ではどうであろうか。降簱の提示している「高機能自閉症」という状態は本来診断用語としては存在しない。ただ、自閉症の研究の進展状況の中で、自閉症の示すさまざまな症状や特質が、自閉症の本態によるものなのか、合併する知的障碍によるものなのかを区別する必要が生じてきたため、知的障碍のない自閉症を研究対象とするようになり、研究者の間で使用されるようになった用語である（例えば、ラムジーら[41]、石坂ら[22]、ツァイ[64]）。だからこの場合、高機能とは知的障碍がないことを意味しているにすぎない。そこで、降簱らがいう軽度とは何かが問題になる。自閉症の症状が軽度あるいは高機能というのであろうか。だが、自閉症で症状が高機能ということはないので、軽度の障碍を意味していることになるが、自閉症の症状が軽度とはどのようなことなのであろうか。自閉症と診断されるからには、状態はどうあれ、自閉症の診断基準に合致していなければならない。ＤＳＭ-Ⅳの広汎性發達障碍の解説の一番最初に、
広汎性發達障碍はいくつかの發達領域、つまり相互的対人関係スキル、コミュニケーション

スキル、あるいは常同行動的な活動や興味で、重く広汎な障碍が見られることを特徴とする。（六五頁）

とある。そうすると、広汎性發達障碍は定義上重症なのである。だから、症状が軽度であるとすることは、定義に抵触する。軽度ということばは何も意味していないか、形容矛盾のことばであることになる。

軽度發達障碍に関して、もう少し注意深くこの用語を用いる研究者もある。小枝[29]は、小児保健上の軽度發達障碍の定義として、次のように述べている。

幼児期から就学に向けてその特性に気づき、学齢期における不適応を防ぐべき対象の發達障碍である。（一〇八頁）

幼児期に気づかれず就学前に気づかれるようになる障碍が軽度發達障碍だというのである。すると、軽度とは気づかれない状態を意味する。なかなか気づかれない程度の症状であるから軽度ということであるらしい。小枝は、さらに、軽度發達障碍をある特定の疾患群を表したカテゴリーであるという捉え方をすると混乱が生じるといい、これは福祉的あるいは教育的な用語であるとの見解を述べている。このことばは明らかに医学的用語ではないと彼はいうのである。この考え方は妥當である。小枝の示唆に従えば、医学用語として「軽度發達障碍」を使用すべきでないことになる。

他の研究者はどうであろうか。生地[38]は、「軽度發達障碍ということばは一種の流行語であり、厳密にいうと医学用語でも教育界の用語でも行政用語でもない」（八九頁）と述べつつ、「軽度發達障碍には、高機能自閉症、アスペルガー障碍、学習障碍、發達性協調障碍、注意缺陥多動性障碍などが入るだろうと漠然と考えている」という。ただ、なぜそう考えるのかの理由は述べられていない。原[18]は、「發達障碍」が米国の福祉の概念として生まれたことを紹介し、「現在の医学的な障碍や疾患の理解からすると、發達障碍をひとつの概念として説明するには無理がある」（九六頁）と述べている。これらの研究者は「軽度發達障碍」概念に懐疑的ないしは否定的である。ただ、彼らの見解で検討すべき點がないでもない。原は同じ論文で、注意缺陥多動性障碍は自己制御の發達障碍として理解するのが妥當であるとの見解を示している。だから注意缺陥多動性障碍を發達障碍として考えてもよいとするのである。理解しようとするのと疾患概念を作るのは違ったレベルにある問題である。すべての精神疾患、特に児童青年期に發症する精神疾患を發達的観點から研究することは精神科医として當然のことである。先にふれたように發達精神病理学[39・48・53]というこどがあるように、児童期青年期に見られる精神疾患、さしあたっては、自閉症や注意缺陥多動性障碍はもとより、トゥーレット症候群、愛着障碍、行為障碍およびスキゾフレニアやうつ病が發達的観點から研究されるべきなのである。これらの病態の發現に脳の器質的要因や環境要因がどのように相互に関与しているかを探求することが重要なのであって、注意缺陥多動性障碍が脳の機能障碍であると述べるだけでは、極めて不十分なことば足らずの説明なのである。ところで、軽度發達障碍を積極的に評価する研究者もいる。星野[19]は微細脳障碍や微細機能障碍といった概念を歴史的に概観しつつ、

> 現在話題になっている「軽度發達障碍」と名づけられる患者を綜合的・多面的観點から理解するためにはＭＢＤに代わる診断カテゴリーがあった方が臨床的に有用であるとおもわれてならない。（七九頁）

と述べる。ここでは軽度發達障碍がＭＢＤに代わって有用となるべき臨床的カテゴリーになるべきであるといった意見が述べられている。しかし、ＭＢＤなる概念は臨床的に有用な概念ではなかった。よく知られているように、ＭＢＤなる概念はクレメンツら[10]の使用例を見てもわかるように、ＭＢＤと診断された状態が何の根拠もなく脳の機能障碍であるとの推測のもとに雑多な臨床状態が包含された集合体であった。そのため、臨床的にも研究においても、有用でないと退けられ（例えばラター[43・45]を参照）、その後、注意缺陥多動性障碍や特異的学習障碍などの概念が生まれた。

文部科学省の初等中等教育局特別支援課は二〇〇七年三月に通達を出したが、その中では軽度發達障碍はその意味する範囲が必ずしも明確でないこと等の理由から今後當課においては使用しない、學術的な發達障碍と行政上の發達障碍は一致しないといった表明がなされている。だから今後は「軽度發達障碍」が使用されることはないのであろうが、それで問題が解決したわけではなく、「軽度發達障碍」が「發達障碍」概念に変更になっただけで、問題が持ち越されただけなのである。その実例として、花田ら[17]は自閉症、広汎性發達障碍、アスペルガー障碍、注意缺陥多動性障碍を發達障碍であるとしているし、松浦ら[33]は学習障碍や注意缺陥多動性障碍を發達障碍として論じている。

このような動向に批判的な研究者もいる。磯部[23]は、發達障碍に学習障碍や注意缺陥多動性障碍を含めるべきではないと主張している。学習障碍と自閉症では治療や療育方法が異なると述べ、鑑別すべき病態であり、この二つを同じグループに入れるのは不適切であるとする。同様に自閉症と注意缺陥多動性障碍は治療が異なるのではっきりと鑑別すべき障碍であり、發達障碍として同じグループに入れるべきではないと主張する。この主張はもっともであり、対処が異なるものを同じグループに入れてあつかうと、医学的あるいは教育学的対応に混乱が生じるだけであり、有益なことはない。ただ、磯部は自閉症を發達障碍と考えているが、自閉症を發達障碍と考える理由もまたない。DSM-Ⅳで發達障碍の項目が消滅しているのには理由があるのである。

もっと別の考え方もある。滝川[58]は、「發達障碍という概念は『脳のなんらかの機能障碍』という推定が強調されているように生物学的な装いをしているけれども、社会的な概念を本質としているものである」（五五頁）と述べている。高岡[57]はアスペルガー症候群や高機能自閉症概念の誕生の背後に新しいサービスと技術を主体とする専門産業の時代への社会の転換があることを指摘している。發達障碍は医学的概念ではなく、厚生労働省の福祉的観點や文部科学省の教育的観點から、生み出されてきた行政的用語である。これまで引用してきた多くの研究者は、この點を等閑視し、あたかも医学的な概念であるかの如くこの用語をあつかっている。そして、「發達障碍」の昨今の流行は、学校や社会での、子どもや青年が直面している生きにくさの様式と無縁ではないのである。その點の解明が研究者には残された課題なのである。

ところで、軽度發達障碍という概念を提唱した杉山は現在この問題についてどう考えているのであろうか。最近彼が出版した本(55)には、「發達障碍の新たな分類」なる表が提示されていて、そこには、發達障碍の四つのグループが並べられている。第一グループは、精神遅滞と境界知能が、第二グループは、知的障碍を伴った自閉症スペクトラム障碍と高機能自閉症スペクトラム障碍が、第三グループは、注意缺陥多動性障碍と学習障碍と發達性協調運動障碍が、第四グループは、子どもの虐待が占めている。何のことはない。この發達障碍には以前彼が軽度發達障碍に含めたものに、知的障碍を伴った自閉症スペクトラム障碍や精神遅滞、さらに子どもの虐待を追加しているのである。軽度を取ったから精神遅滞や知的障碍を伴う自閉症スペクトラム障碍を追加したということなのであろう。發達障碍の内包はだんだん膨らんでいくのである。さらに彼は發達障碍に新たな定義を与えていて、認知に高い峰と低い谷の両者を持つ發達凸凹に適応障碍が加算されたものが、狭義の發達障碍であるという。だが、この主張を指示する実証的データはない。今のところ發達障碍がなんらかのデータに基づいて定義された医学的概念ではないことだけは、しっかりと頭に入れておかねばならない。

六．面妖な広汎性發達障碍

広汎性發達障碍という用語がしばしば使用され、ときには自閉症と同じ意味に使われたり、自閉症と類似の、しかし、微妙に違った状態を指すことばとして使われたりしてきた。このため、広汎性發達障碍ということばは、その意味が拡大されて、使用されてきた。そもそも広汎性發達障碍という用語はDSM-Ⅲによって導入された。當時自閉症はまだ重症の状態と想定されていた。DSM-Ⅲが刊行される前のラター(44)による自閉症の定義は、特定の種類の重くて全般的な対人関係の發達の障碍、ことばの理解、反響言語および代名詞の逆用を含む言語の遅れの一形態、そしてさまざまな儀式的あるいは強迫行為的現象の三つの症状から成り立っていた。自閉症は重くて全般的な対人関係障碍なのであった。ＤＳＭ－Ⅲにある広汎性發達障碍の定義は次のようなものである。

　この下位クラスの障碍は対人スキルや言語の發達に関與する多くの基本的な心理学的機能、例えば注意や知覚や現実吟味や運動などの發達の歪みを特徴とする。（八六頁）

　これは明らかにラターの自閉症の定義を下敷きにしていることが分かる。しかし、この説明で注目すべきは、対人スキルや言語の發達の障碍の背後に注意や知覚や現実吟味や運動などの多くの機能の歪みを想定していることである。ここから広汎性發達障碍という用語が着想されたと考えてよいであろう。もう一つは、發達の歪みという點である。これは、特異的發達障碍が發達の遅れであるのに対して、広汎性發達障碍は發達の歪みであることを強調することによって、両者の違いを際立たせるためであった。ところが、ＤＳＭ－Ⅲ－Ｒ(3)では、この定義が少し変化する。

　この下位クラスの障碍は、相互的対人交流の發達、言語と非言語によるコミュニケーション

スキルの發達および想像活動における質的障碍を特徴とする。（二三二頁）

ここでは發達の歪みが質的障碍に変更されており、新たに想像活動の質的障碍が加わっている。想像活動の質的障碍はウイングら[71]の考えが下敷きになっている。そして、何よりも、注目すべきはDSM-Ⅲ-Rでは、これら三つの障碍が、それぞれいくつかの症状の項目を満たすことで評価されるようになったことである。相互的対人交流の質的障碍を確認するための五つの症状項目が並べてあり、そのうち二つを満たせば基準に達するとされている。コミュニケーションの質的障碍に関しては、六つの項目のうち一つ、想像的活動の質的障碍に関しては、五つのうち一つを満たせばよいとされている。そして、自閉性障碍を診断するためには、この三つの障碍の存在が確認され、しかも全体で八つの項目が満たされる必要があるとされている。これは奇妙な定義である。それぞれの質的障碍は一番目が二つ、二番目が一つ、三番目が一つを満たせばよいとされているので、合計すれば四つになる。しかし、それでは診断基準を満たすとされず、さらに四つ、どの障碍の項目でもよいから満たせというのである。なぜ八つなのか、そしてそれぞれの項目の重みはどうなっているかは何ら説明がなく、並列的につまりどの項目も平等にあつかわれているのである。そこから特定不能の広汎性發達障碍という概念が生まれる。この用語は、三つの領域での障碍があるのであるが、自閉性障碍の基準を満たさないものと定義されている。つまり、三つの領域でそれぞれ障碍があるとされるにもかかわらず、八つの項目に満たない状態があるとするのである。しかし、ＤＳＭ‐Ⅲ‐Ｒのそれぞれの障碍の存在は、診断基準を満たすか満たさないかで、その有無を判断される悉無律に従う範疇的概念であり、軽度から重度に段階的に移行する次元的概念ではない。そこで、この特定不能の広汎性發達障碍という概念は奇妙なものになる。自閉性障碍でありながら自閉性障碍ではないとせねばならない概念なのである。この奇妙さはＤＳＭ‐Ⅳにも引き継がれる。ＤＳＭ‐Ⅳの広汎性發達障碍の定義は次のようになっている。

広汎性發達障碍は發達のいくつかの領域、相互的対人関係スキル、コミュニケーションスキル、あるいは常同的な行動や活動や興味で、重く広汎な障碍が見られることを特徴とする。この病態を定義づける質的障碍は、個々の發達レベルや精神年齢に比して著しく偏っている。（六五頁）

ここでも、重くて広汎な障碍があることを特徴とすると記載されていることは見落とされるべきではない。広汎性發達障碍という用語はＩＣＤ−10にも採用されている。煩雜さをいとわず引用しておこう。

広汎性發達障碍は相互的対人交流とコミュニケーションのパターンにおける質的異常と限局された常同的反復的な興味や活動のレパートリーを特徴とする。これらの質的異常は程度の差はあれ、すべての状況での個人の機能に広汎に見られる特徴である。（二五二頁）

ここでは、質的異常に程度の差があることが示されているが、質的異常があることが強調されていて、この點でＤＳＭ−Ⅳと違いがある。ただ、これらの診断概念で注意しておかねばならないことは、広汎性發達障碍という病態があるのではないことである。この用語は、ＤＳＭ−Ⅳでは自閉性障碍とアスペルガー障碍とレット障碍と特定不能の広汎性發達障碍を含む集合名詞なのである。だから、個人は、広汎性發達障碍という病名を持つことはない。持つとすれば、自閉性障碍であったり、アスペルガー障碍であったり、レット障碍であったりする。

ＤＳＭ−Ⅳの広汎性發達障碍で特に問題となるのは、アスペルガー障碍と特定不能の広汎性發達障碍である。ＤＳＭ-Ⅳによると、アスペルガー障碍は三つの領域のうち言語における著しい全体の遅れがない點で、自閉性障碍と異なるとされている。だが、この定義では二つの矛盾が生じる。ＤＳＭ-Ⅳでは広汎性發達障碍は、重くて広汎な障碍であるので、アスペルガー障碍もそうでなければならない。現実には軽症のアスペルガー障碍が存在するのであるが、これは広汎性發達障碍の定義に合致しないことになる。ところで、アスペルガー障碍はウイング(69)のアスペルガー症候群に由来する病名である。ウイングはアスペルガー症候群を自閉症と同じ三つの特徴を持ちながらも、それらが軽症であるため診断を下すのが困難な例であると述べている。アスペルガー症候群は正常範囲の奇人変人と連続的につながっている幅広いスペクトラムをなす状態と考えられているのである。だから、ウイングのアスペルガー症候群とＤＳＭ-Ⅳのアスペルガー障碍は違った状態を指示していて、しかも、アスペルガー障碍は実際には存在しない状態なのである。例えば、メイズら(34)は、アスペルガー障碍と診断された人を再度ＤＳＭ-Ⅳの基準で評価すると、すべてが自閉性障碍に該當したという。つまり、アスペルガー障碍と診断されていた人を再評価すると、何らかの程度のコミュニケーションの問題を持っていたのであった。

もう一つの問題は特定不能の広汎性發達障碍である。ＤＳＭ-Ⅳでは、この特定不能の広汎性發達障碍は次のように定義されている。

特定不能の広汎性發達障碍のカテゴリーは相互的対人交流あるいは言語的および非言語的コミュニケーションスキルのいずれかの重くて広汎な障碍があるか、常同的行動、興味および活動があるときに使用されるべきである。（七七頁）

この定義を見る限り、特定不能の広汎性發達障碍は、自閉性障碍を規定する三つの障碍のうち、一つを満たす状態ということであるらしい。現実にこのような状態があるであろうか。もしあるとしたら、ＩＣＤ-10の広汎性發達障碍の下位項目にある、精神遅滞に伴う過活動障碍及び常同運動が該當するのであろうか。この概念は、精神遅滞と常同運動と過活動の三つの状態を同時に示すとされているのである。もし、コミュニケーションの障碍のみであれば、特異的言語障碍や[7]ラピンら[40]のいう意味的―語用的言語障碍との異同が問題となるであろう。ところが、ＤＳＭ-Ⅳのテキスト版[5]では、この状態の診断基準が変更されている。それによると、特定不能の広汎性發達障碍は相互的対人交流の發達における重くて広汎な障碍と、それに加えて言語的あるいは非言語的コミュニケーションスキルの障碍か、常同的な行動、興味および活動の存在を特徴とする。

（八四頁）

ここでの定義では、特定不能の広汎性發達障碍は、対人相互交流の重い障碍に加えて、コミュニケーションの障碍か反復的常同的な行動や興味がある状態であることになる。ところが、相互的対人交流の重い障碍に加えて反復的常同的行動がある場合には、アスペルガー障碍とすることがすでに決められているので、残るはコミュニケーションの障碍があって、反復的常同的行動が認められない状態を意味することになる。あるいは、アスペルガー障碍と同じ二つの領域の障碍を示し、かつ知的障碍のある状態が考えられる。もしそうだとしても、ことばに問題がないということであれば、知的障碍の存在を予想するのは難しいかもしれない。いずれにしても、特定不能の広汎性發達障碍は、けっして軽症の自閉症として定義されているのではない。結局DSM-Ⅳで定義されている特定不能の広汎性發達障碍といわれる状態は、現実には存在しないと考えられる。それでも、特定不能の広汎性發達障碍は使用されていて、ツァイ(65)によると、この概念は次のように使用されているという。一つ目は、非定型自閉症（自閉症の症状はあるが、それぞれの症状が診断基準に該當するほど重症でない状態）、二つ目が、残遺的自閉症（以前は自閉症であったが、症状が変化し、自閉症と診断できなくなった状態）、三つ目が、結節硬化症など身体医学的疾患を合併している自閉症である。ＤＳＭ-Ⅳの定義が曖昧であるため、いろいろな意味に解釈される可能性があるとはいえ、ツァイの挙げた三つの使用法はいささか奇妙である。タウビン[61]によると、ＤＳＭ-Ⅳの當初の草案ではアスペルガー症候群と特定不能の広汎性発達障碍は同じコードになっていたそうである。ところが、ＩＣＤ-10の診断基準が發表されたため、新たにアスペルガー症候群の概念を設定したらしい。すると、その残りが特定不能の広汎性發達障碍に該當することになる。要するに、自閉症と関連するが、しかし、自閉症やアスペルガー症候群と診断できないものはすべてここに含めようということなのであるから、ツァイの挙げた三つの使用法は整理されすぎているといえる。タウビン[61・62]は、特定不能の広汎性發達障碍はある症状があることによって積極的に診断するための基準を持っていないといい、この用語は多くの意味を持っているが少なくとも次の四つの意味があるとしている。一つ目は、診断をするに際してまだ情報が十分に得られていない状態、二つ目は自閉症の三つの主要特徴のうち一つが極めて軽度か存在しない状態、三つ目は、自閉症の症状の出現が遅い状態、そして、四つ目は早期の症状發現であるが、対人関係障碍のみを示す雑多な状態である。四つ目はともかくとして、他の三つの用語法は広汎性發達障碍が症状の重い自閉症を前提にして作られた概念であることに起因している。タウビン[62]は特定不能の広汎性發達障碍を、もともとの広汎性發達障碍に類似の主要症状を、しかし、軽度な程度に共有する状態の寄せ集めであるとしているが、すでに触れたように広汎性發達障碍は重度の障碍を意味しており、そうだとすると、特定不能の広汎性發達障碍はやはり論理的な矛盾を抱えることになる。この點を修正しないかぎり、広汎性發達障碍の抱える矛盾は解消しないのであって、それが、アスペルガー障碍や特定不能の広汎性發達障碍の概念としての曖昧さにつながっているのである。

わが国では、専門誌にＤＳＭ-Ⅳの診断基準に基づいて、広汎性發達障碍の諸特性を研究した論文が少なからず掲載されている。それらを検討すると、論文筆者らはこの概念が曖昧で非現実的であることを念頭に置いているとは考えられない実情がある。自閉性障碍とアスペルガー障碍と特定不能の広汎性發達障碍を合わせてデータを収集している論文もあれば、アスペルガー障碍を対象とした論文もあり、また特定不能の広汎性發達障碍を対象としたとする論文もある。しかし、先のＤＳＭ-Ⅳの広汎性發達障碍やその下位概念がかなり怪しいものであるとすると、これらの論文は意味のないデータの収集や分析を行っていることになる。研究対象は明確に定義されるべきなのであった。

繰り返すが、広汎性發達障碍は、自閉症が重度の障碍であることを前提にして作られた概念である。それが作られた後、ウイングのアスペルガー症候群をはじめとして、軽症の自閉症の存在が注目されるようになり、それを診断基準に含めねばならなくなった際、もともとの概念を改めないで、異質な概念を包み込んでしまった。その矛盾が、広汎性發達障碍の概念としての破綻を生み出している。自閉症は、三つの領域の障碍を主症状とし、しかも、それぞれの症状が重度から軽度まで幅広く見られるスペクトラム状態なのである。ウイング[70]の自閉症スペクトラムという概念はそのことを意味している。ＤＳＭ-５では、この自閉症スペクトラム概念が広汎性發達障碍に変わって採用された。今後広汎性發達障碍という用語をあつかわなくてよくなり、いささかほっとした気分である。しかし、この新たな概念も問題がないわけではない。スペクトラムとなったために、今までの自閉症よりも幅広い概念になっている。そのためそれぞれの症状は、重度から正常域まで幅広く分布する。この自閉症症状のどこを境として異常とするかが明確に判定できなくなってくる。臨床家の恣意的判断の働く餘地が今まで以上に多くある。ＤＳＭ‐５では發達障碍に代って神経發達障碍なる用語が用いられるようになった。これもまた愼重に検討すべき概念である。自閉症スペクトラム障碍との関連で問題となるのはＤＳＭ‐５で新たに設定された対人的（語用論的）コミュニケーション障碍という診断項目である。これは自閉症スペクトラム障碍との鑑別で、困難を極めると思われる。わが国の行政當局はこれに追従するのであろうか。また、このようなスペクトラム障碍は、均質でない病態を含む運命を持っており、生物学的な研究において、有用でないとの批判もある。[67] 結局は何らかの手段で重症度を決定せざるを得ないのであるが、それは医学的にではなく、科学的装いをしつつ、社会的に決められざるを得ない運命を持っているのである。

あとがき

前書『自閉症考現箚記』のあとがきに、続編を予告しました。その折には、それなりの構想があり、書き続ければ、遠からず出来上がるものと高を括っていました。おのれの力のなさを軽んじていたのでした。あれこれ資料を集めはしたものの、なかなか読みこなすことができませんでした。怠けるつもりはなかったのですが、病院勤務は思った以上に多忙で、それ以外にもあれこれ雑用が紛れ込み、さらに、年齢のせいで持続的に長時間机の前に坐るのが苦痛になってきました。何人かの方に、「続編はまだか」と尋ねられて、照れ隠しの笑いを浮かべるしかなかったのですが、一方で背中を押されているようで、温かいお言葉でした。まとまった時間が取れるたびにメモをするようになり、少しづつ原稿が蓄積していきました。

第一章はわりとスムーズでした。しかし、第二章や第三章のサヴァン能力の神経学的基盤に関する考察は、もともと著者の専門とする領域との関連が薄かったため、しばしば理解に難渋してしまい、前に進めない事態が続きました。さらにまた数学のサヴァンに関する個所は、まったくの専門外の領域のこととて、泥沼にはまり込んだ状態が長く続きました。でも始めたことですから、後もどりはできません。そうこうするうちにいくつかの優れた書物にたまたま出会うことができて、それらに助けられながら、尺取り虫の前進を続けました。かれこれ前著から六年にして、なんとか目処がつき、原稿を仕上げるところまで来ました。われながら遅筆に驚き入ります。しかし、原稿ができた時には、芭蕉と野坡が二人で巻いた歌仙の發句と脇句

むめがかにのつと日の出る山路かな　芭蕉
処々に雉子の啼きたつ　野坡

の気分を少しだけ味わいました。もっとも這いつくばっての進行ですので、あたりを見渡す余裕はありませんでしたが。

慣れない主題をあつかったところが多くあり、素人の論考といってもいいような箇所も多くあり、不足しているところとか誤りが多々あるかもしれません。どうぞ、お読みになられた方は、ご指摘あるいはご教示いただけると幸いです。

あれこれ調べて行くうちに、どうしても目を通しておきたい文献が出てきます。自分で入手できるものは、なるべくそうするように努めましたが、どうしても入手困難なものもありました。その時には、京都大学健康科学センターの上床輝久先生にお手数をかけてしまいました。なかなか病院から離れることができず、機敏に文献を手元に引き寄せられない状況にあって、上床先生は、労を厭わず、筆者の要望に応えて、當該の文献を素早く届けてくださいました。先生のご協力がなければ、論考は殆ど進まなかったのではないかと考えています。先生の御助力に心よりお礼申し上げます。

草稿ができた時點で、同僚である、岸信之、石原知代の両先生、および臨床心理士の花島綾子さん、田原優佳さんにそれを見ていただきました。丁寧に読んでいただきました。第三者の目で草稿を見ていただけることで、筆者が気づかないでいた誤りや不十分な箇所を数多く指摘していただきました。誤りを正し、不足箇所へは追加ができたため、誤りがずいぶんと少なくなり、読みやすいものになったのではないかと考えています。ただ、筆者の力不足で、ご指摘いただいた點を十分満たすことができなかったのではないかと悔やまれます。原稿が読むに耐えるものになったのは、これらの方々のご協力のたまものです。ここに心よりお礼申し上げます。

また、草稿に訂正を施した原稿を、京都市児童福祉センター診療所の長倉いのり先生にも目を通していただきました。筆者には重要な課題ではありますが、若い世代の人が同じように重要と思うかどうか確信がなかったので、ご意見を伺いました。このような論考は意味があるとのお言葉をいただき、出版する意欲が出た次第です。出版を進める上で、励ましをいただいたようで、心よりお礼を申し上げます。

この度もまた、出版に際して、星和書店の近藤達哉さんおよび鈴木加奈子さんにお世話になりました。本の校正はもとより、書名の決定までご協力いただき、本書がより多くの人の手にとってもらえる体裁になったのではないかと思います。ご苦労を心よりお礼申し上げます。

最後に、本書ができるだけ多くの人に目に止まり、「自閉症」にまつわるさまざまな概念を批判的に検討する材料になることを願っています。そのことで「自閉症」が積極的意味を持つようになれば、筆者の望みも達成されるというものです。

平成二十六年五月、薫風をあびつつ

参考文献

はじめに

1) American Psychiatric Association(1994). *Diagnostic and statistical manual of mental disorders, fourth edition*. Washington D.C., American Psychiatric Association.
2) American Psychiatric Association(2013). *Diagnostic and statistical manual of mental disorders, fifth edition.* Washington D.C., American Psychiatric Association.
3) Frances, A.(2013). *Saving normal.* Conville & Walsh, London. 大野裕監修，青木創訳(2013)『〈正常〉を救え—精神医学を混乱させるDSM-5への警告—』東京，講談社.
4) Gibbs, V., Aldridge, F. Chandler, F. et al.(2012). Brief report: An exploratory study comparing diagnostic outcomes for autism spectrum disorder under DSM-Ⅳ-TR with the proposed DSM-5 revision. *Journal of Autism and Developmental Disorders, 42*, 1750-1756.
5) 石坂好樹(2008)『自閉症考現箚記』東京，星和書店.

第1章

1) Ackerknecht, E.H.(1957). *Kurze Gesichite der Psychiatrie. Stuttgart, Ferdinand Enke.* 石川清，宇野正人訳(1962)『ヨーロッパ臨床精神医学史』東京，医学書院.
2) American Psychiatric Association(2000). *Diagnostic and statistical manual of mental disorders, fourth edition, text version.* Washington, D.C., American Psychiatric Association.
3) 赤松保羅，内田勇三郎，戸川行男(1936)「一技能に優秀な精神薄弱児の臨床例」早稲田大学文学部編『哲学年誌』*6*, 185-218.
4) 伴蒿蹊(1790)，森銑三校註(1940)『近世畸人傳』東京，岩波書店.
5) Foucault, M.(2003). *Le pouvoir psychiatrique: Cours au Collège*

de France (1973-1974). Paris, Gallimard/Seuil. 愼改康之訳(2006).『精神医学の権力, コレージュ・ド・フランス講義 1973 − 74 年度』東京, 筑摩書房.

6) Frith, U.(2003). *Autism: Explaining the enigma, second edition.* Oxford, Blackwell. 冨田真紀, 清水康夫, 鈴木玲子訳(2009)『新訂自閉症の謎を解き明かす』東京, 東京書籍.

7) 深沢七郎(1971)『盲滅法』東京, 創樹社.

8) Happé, F.(1994). *Autism: An introduction to psychological theory.* London, UCL Press. 石坂好樹, 神尾陽子, 田中浩一郎他訳(1997)『自閉症の心の世界—認知心理学からのアプローチー』東京, 星和書店.

9) Hill, A.L.(1974). Idiot savants: A categorization of abilities. *Mental Retardation*, *12*, 12-12.

10) ヒポクラテス, 小川政恭訳(1963)『古い医術について』東京, 岩波書店.

11) Horwitz, W.A., Kestenbaum, C., Person, E. E et al.(1965). Identical twin- "idiot savant"- calender calculators. *American Journal of Psychiatry*, *121*, 1075-1079.

12) 石田昇(1907)『新撰精神病学』東京, 南江堂. 復刻版(1977). 東京, 精神医学神経学古典刊行会.

13) 石坂好樹(2008)『自閉症考現箚記』東京, 星和書店.

14) 磯田道史(2003)『武士の家計簿—「加賀藩御算用者」の幕末維新—』東京, 新潮社.

15) Jaynes, J.(1990). *The origin of consciousness in the breakdown of bicameral mind.* Boston, Houghton Mifflin. 柴田裕之訳(2005)『神々の沈黙—意識の誕生と文明の興亡—』東京, 紀伊國屋書店.

16) 香川修庵(1807)『一本堂行餘医言』京都, 文泉堂. 復刻版, 大塚教節, 矢野道明編(1982)『近世漢方医書集成 65　香川修庵(一)』東京, 名著出版.

17) 神野秀雄(2009)「自閉性障碍に関する最近の講義ノートー: ①わが国の戦前の自閉症に関する文献 ② FC 現象 ③解離性障碍—」『治療教育研究』*29*, 1-12.

18) 勝小吉(1969)「夢酔独言」勝部真長編『東洋文庫 138 夢酔独言他』(pp.3-131)東京, 平凡社.

19) 勝部真長(1969)「解説」勝小吉著, 勝部真長編『東洋文庫 138 夢酔独言他』(pp.169-189)東京, 平凡社.

20) 清川八郎著, 小山松勝一郎校注(1993)『西遊草』東京, 岩波書店.

21）呉秀三(1895)『精神病学集要』(第 2 版前篇)東京，吐鳳堂書店．復刻版(1974)『精神医学集要』東京，精神医学神経学古典刊行会．
22）Lindsley, O.R.(1965). Can deficiency produce specific superiority? The challenge of the idiot savant. *Exceptional Children*, ***31***, 225-232.
23）Mandy, W.P.L. & Skuse, D.H.(2008). Researchi reviews: What is the association between the social-commnunication element of autism and repetitive interests, behaviours and acitvities? *Journal of Child Psychology and Psychiatry*, ***49***, 795-808.
24）村瀬学(2006)『自閉症―これまでの見解に異議あり！』東京，筑摩書房．
25）中井久夫(1982)『分裂病と人類』東京，東京大学出版会．
26）根岸鎮衛著，長谷川強校注(1991)『耳嚢』(下)東京，岩波書店．
27）小沢信夫(2000)『裸の大将一代記―山下清の見た夢―』東京，筑摩書房．
28）Pinel, P.(1801). *Traité mèdico-philosophique sur l' aliénation mentale, ou manie*. Paris, Caille de Ravier. 秋元波留夫訳(1975)「精神病に関する医学―哲学論集」秋元波留夫編著『作業療法の源流』(pp.23-51)東京，金剛出版．
29）Sacks, O.(1985). *The man who mistook his wife for a hat.* London, Gerald Duckwoth.
30）Seguin, E.(1866). *Idiocy and its treatment by the physiological method.* New York, Teacher College, Columbia University. 末川博監修，薬師川虹一訳(1973)『障碍児の治療と教育』京都，ミネルヴァ書房．
31）Selfe, L.(1977). *Nadia: A case of extraordinary drawing ability in an autistic child.* New York, A Harvest/HBJ Books.
32）式場隆三郎(1979)「山下清の人と作品」山下清『裸の大将放浪記第一巻』(pp.19-55)東京，ノーベル書房．
33）Ssucharewa, G.E.(1926). Die schizoiden Psychopathien im Kindesalter. *Monatsschrift für Psychiatrie und Neurologie*, ***60***, 235-261.
34）鈴木瑞枝(2002)『松崎慊堂―その生涯と彼をめぐる人々―』東京，研文出版．
35）Treffert, D.A.(2009). The savant syndrome: An extaordinary condition. A synopsis: Past, present, future. *Philosophical Transactions of the Royal Society*, ***B364***, 1351-1357.

36）戸川行男（1940）『特異児童』東京，目黒書店．復刻版（1988）『現代日本児童問題文献選集 25 特異児童』東京，日本図書センター．
37）Vaillant, G.(1962). John Haslam on early infantile autism. *American Journal of Psychiatry, 119*, 376.
38）Waltz, M. & Scattock, P.(2004). Autistic disorder in nineteenth century London: Three case reports. *Autism, 8*, 7-20.
39）渡辺京二（2011）『民衆という幻像―渡辺京二コレクション２　民衆論―』東京，筑摩書房．
40）山田光胤（1982）「香川修庵」大塚敬節，矢野道明編『近世漢方医書集成 65　香川修庵（一）』（解説，pp. 7-32）東京，名著出版．
41）山下清（1979a）『裸の大将放浪記 第一巻』東京，ノーベル書房．
42）山下清（1979b）『裸の大将放浪記 第二巻』東京，ノーベル書房．
43）山下清（1979c）『裸の大将放浪記 第三巻』東京，ノーベル書房．
44）山下清（1979d）『裸の大将放浪記 第四巻』東京，ノーベル書房．
45）吉川幸次郎（1975）『仁斎・徂徠・宣長』東京，岩波書店．
46）Zilboog, G.(1941). *A history of medical psychology*. New York, W. W. Norton. 神谷美恵子訳（1958）『医学的心理学』東京，みすず書房．

第２章

1）Asperger, H.(1944). Die 'autistischen Psychopathen' im Kindesalter. *Archiv für Psychiatrie und Nervenkrankheiten, 117*, 76-136. 詫摩武元，高木隆郎訳（2000）「小児期の自閉的精神病質」高木隆郎，M. ラター，E. ショプラー編『自閉症と發達障碍研究の進歩』2000/Vol.4（pp.30-68）東京，星和書店．
2）Baron-Cohen, S., Wheelwright, S., Stone, V. et al.(1999). A mathematician, a physicist, and a computer scientist with Asperger's syndrome. *Neuroscience, 5*, 475-483.
3）Boddaert, N., Barthélémy, C., Poline, J-B. et al.(2005). Autism: Functional brain mapping of exceptional calendar capacity. *British Journal of Psychiatry, 187*, 83-86.
4）Cowan, R. & Frith, C.(2009). Do calendrical savants use calculation to answer date questions? A functional magnetic resonance imaging study. *Philosophical Transaction of the Royal Society, B346*, 1317-1424.

5) Dawson, M., Soulierès, I., Gernsbacher, M.A. et al.(2007).The level and nature of autistic intelligence. *Psychological Science*, *18*, 657-662.

6) Dehaene, S.(1997). *The number sense: How the mind creates mathematics.* New York, Oxford University Press. 長谷川眞理子，小林哲生訳(2010)『数覚とは何か？―心が数を創り，操る仕組み―』東京，早川書房.

7) Down, J.L.H.(1866). Observations on an ethnic classification of idiots. *London Hospital Reports*, *3*, 259-262.

8) Down, J.L.(1887). *On some of the mental afflictions of childhood and youth.* London, Churchill. [Miller, L.K.(1998)からの引用]

9) Fodor, J.(2000). *The mind doesn't work that way.* Cambridge, Mass, Bradford.

10) Foerstl, J.(1989). Early interest in in the idiot savant. *American Journal of Psychiatry*, *146*, 566.

11) Frith, U.(1989). *Autism: Explaining the enigma.* Oxford, Oxford University Press.

12) Gardner, H.(1993). *Frames of mind: The theory of multiple intelligences, second edition.* London, Fontana Press.

13) Happé, F.(1994). Wechsler IQ profile and theory of mind in autism: A research note. *Journal of Child Psychology and Psychiatry*, *35*, 1461-1471.

14) Heaton, P. & Wallance, G.L.(2004). Annotation: The savant syndrome. *Journal of Child Psychology and Psychiatry*, *45*, 899-911.

15) Hermelin, B. & O'Connor, N.(1986). Idiot savant calendrical calculators: Rules and regularities. *Psychological Medicine*, *16*, 885-893

16) Hill, A.L.(1974). Idiot savants: A categorization of abilities. *Mental Retardation*, *12*, 12-13.

17) Hill, A.L.(1977). Idiot savant: Rate of incidence. *Perceptual and Motor Skills*, *44*, 161-162.

18) Hill, A.L.(1978). Savants: Mentally retarded individuals with special skills. In Ellis, N.(ed.). *International review of research in mental retardation* (pp. 277-297). New York, Academic Press.

19) Horwitz, W.A., Kestenbaum, C., Person, E. et al.(1965). Identical twin-"idiot savants"-calendar calculators. *American Journal of*

Psychiatry, *121*, 1075-1079.

20) 平松芳樹(1987)「知能」 昇地三郎監修 『新教育心理学』(pp.107-121) 京都 , ナカニシヤ出版 .

21) Hoffman, E.(1971). The idiot savant: A case report and a review of explanations. *Mental Retardation*, *9*, 18-21.

22) Howe, M.J., Davidson, J.W. & Sloboda, J.A.(1998). Innate talents: Reality or myth. *Behavioral and Brain Sciences*, *21*, 399-442.

23) Howlin, P., Goode, S., Hutton, J. et al.(2009). Savant skills in autism: Psychometric approaches and parental reports. *Philosophical Transaction of the Royal Society*, *B364*, 1359-1367.

24) Hou, C. Miller, B.L., Cummings, J.L. et al.(2000). Artistic savant. *Neuropsychiatry, Neuropsychology, and Behavioral Neurology*, *13*, 29-38.

25) Hughes, J.R.(2007).Autism:The first firm finding=underconnectivity? *Epilepsy and Behavior*, *11*, 20-24

26) Hughes, J.R.(2010). A review of savant syndrome and its possible relationship to epilepsy. *Epilepsy and Behavior*, *17*, 147-152..

27) Humphrey, N.(2002). *The mind made flesh: Frontiers of psychology and evolution.* Oxford, Oxford University Press.

28) Humphrey, N.(2011). *Soul dust: The magic of consciousness.* Princeton, New Jersey, Princeton University Press. 柴田裕之訳(2012)『ソウルダスト―<意識>という魅惑の幻影―』東京 , 紀伊國屋書店 .

29) 伊藤隆(1981)「知能とはなにか」 伊藤隆二 , 苧坂良二 , 東洋他著『講座現代の心理学 4　知能と創造性』(pp.1-74) 東京 , 小学館 .

30) Iversen, P.(2006). *Strange son: Two mothers, two sons, and the quest to unlock to hidden world of autism.* Riverhead, New York. 小川敏子訳(2009)『ぼくは考える木―自閉症の少年詩人と探る脳の不思議な世界―』東京 , 早川書房 .

31) 岩田誠(1997)『見る脳・描く脳―絵画のニューロサイエンス―』東京 , 東京大学出版会 .

32) Jensen, A.R.(1990). Speed of information processing in a calculation prodigy. *Intelligence*, *14*, 259-274.

33) Just, M.A., Cherkassky, V.L., Keller, T.A. et al.(2004). Cortical activation and synchronization during sentence comprehension in high-functioning autism: Evidence of underconnectivity. *Brain*, *127*,

1811-1821.
34) Lindsley, O.R.(1965). Can deficiency produce specific superiority? The challenge of the idiot savant. *Exceptional Children*, ***31***, 225-232.
35) Livingstone, M.(2002). *Vision and art: The biology of seeing.* New York, Abrams.
36) Лурия, A.P.(1968). *Маленькая книжка объ ольшой памяти*. Moscow, Moscow University. 天野清訳(2010)『偉大な記憶力の物語―ある記憶術者の精神生活―』東京，岩波書店．
37) Marr, D.(1982). *Vision: A computational investigation into the human representation and processing of visual information.* New York, Freeman. 乾敏郎，安藤広志訳(1987)『ビジョン―視覚の計算理論と脳内表現―』東京，産業図書．
38) Miller, B.L., Boone, K., Cummings, J.L. et al.(2000). Functional correlates of musical and visual ability in frontotemporal dementia. *British Journal of Psychiatry*, ***176***, 458-463.
39) Miller, B.L., Cummings, J., Mishkin, F. et al.(1998). Emergence of artistic talent in frontotemporal dementia. *Neurology*, ***51***, 978-982.
40) Miller, L.K.(1998). Defining the savant syndrome. *Journal of Developmental and Physical Disabilities*, ***10***, 73-85.
41) Miller, L.K.(1999). The savant syndrome: Intellectual impairment and exceptional skill. *Psychological Bulletin*, ***125***, 31-46.
42) Morishima, A.(1974). "Another Van Gogh of Japan": The superior artwork of retarded boy. *Exceptional Children*, ***41***, 92-97.
43) Morishima, A. & Brown, L.F.(1977). A case report on the artistic talent of an autistic idiot savant. *Mental Retardation*, ***15***, 33-36.
44) O'Connor, N. & Hermelin, B.(1987). Visual and graphic abilities of the idiot savant artist. *Psychological Medicine*, ***17***, 79-90.
45) O'Connor, N. & Hermelin, B.(1988). Low intelligence and special abilities. *Journal of Child Psychology and Psychiatry*, ***29***, 391-396.
46) O'Connor, N. & Hermelin, B.(1991a). Talents and preoccupations in idiots-savants. *Psychological Medicine*, ***21***, 959-964.
47) O'Connor, N. & Hermelin, B.(1991b). A specific linguistic ability. *America Journal on Mental Retardation*, ***95***, 673-680.
48) O'Connor, N. & Hermelin, B.(1992). Do young calendrical calculators improve with age? *Journal of Child Psychology and*

Psychiatry, *33*, 907-912.

49) 小沢信夫(2000)『裸の大将一代記—山下清の見た夢—』東京，筑摩書房．

50) Park, C.C.(2001). *Exiting nirvana: A daughter's life with autism.* Boston, Little, Brown and Company.

51) Park, D. & Youderian, P.(1974). Light and number: Ordering principles in the world of an autistic child. *Journal of Autism and Childhood Schizophrenia*, *4*, 313-323.

52) Peek, F.(2008). *The life and message of the real rain man: The journey of an mega-savant*. New York, Dude.

53) Pring, L.H.L. & Hermelin, B.(1999). A date to remember: The nature of memory in savant calendrical calculators. *Psychological Medicine*, *29*, 145-160.

54) Pring, L., Hermelin, B & Heavey, L.(1995). Savants, segments, art and autism. *Journal of Child Psychology and Psychiatry*, *36*, 1065-1076.

55) Prior, M. & Ozonoff, S.(2007). Psychological factors in autism. In Volkmar, F.R.(ed.). *Autism and pervasive developmental disorders, second edition* (pp.69-128). Cambridge, Cambridge University Press.

56) Radford, J.(1990). *Child prodigies and exceptional early achievers.* New York, Free Press.

57) Ramachandran, V.S.(2011). *The tell-tale brain: A neuroscientist's quest for what makes us human.* New York, Brochman. 山下篤子訳(2013)『脳の中の天使』東京，角川書店．

58) Ramachandran, V.S. & Hristein, W.(1999). The science of art: A neurological theory of aesthetic experience. *Journal of Consciousness Studies*, *6*, 15-51.

59) Rimland, B.(1978). Savant capabilities of autistic children and their cognitive implications. In Serban, G.(ed.). *Cognitive defects in the development of mental illness* (pp.43-65). New York, Branner/Mazel.

60) Rimland, B. & Hill, A.L.(1984). Idiot savants. In Wortis, J.(ed.). *Mental retardation and developmental disabilities, vol. 13* (pp. 155-169). New York, Plenum.

61) Sacks,O.(1985). *The man who mistook his wife for a hat*. London, Gerald Duckworth.

62) Sacks, O.(1995). *An anthropologist on Mars: Seven paradoxical tales.* New York, Knopf. 吉田利子訳(1997)『火星の人類学者—脳神経科医と7人の奇妙な患者—』東京, 早川書房.

63) Saloviita, T., Ruusila, L. & Ruusila, U.(2000). Incidence of savant syndrome in Finland. *Perceptual and Motor Skills, 91*, 120-122.

64) Schacter, D.(2001). *The seven sins of memory: How the mind forgets and remembers.* New York, Houghton Mifflin.

65) Selfe, L.(1977). *Nadia: A case of extraordinary drawing ability in an autistic child.* New York, A Harvest/HBJ Book.

66) Sellin, B.(1993). *Ich will kein inmich mehr sein.* Köln, Kiepenheuer und Wifsch. 平野卿子訳(1999)『もう闇の中にいたくない—自閉症と闘う少年の日記—』東京, 草思社.

67) Shah, A. & Frith, U.(1983). An islet of ability in autistic children: A research note. *Journal of Child Psychology and Psychiatry, 24*, 613-620.

68) 式場隆三郎(1979)「山下清の人と作品」山下清『裸の大将放浪記 第一巻』(pp. 19-55)東京, ノーベル社.

69) Snyder, A.W.(2009). Explaining and inducing savant skills: Privileged access to lower level, less-processed information. *Philosophical Transactions of the Royal Society, B364*, 2399-2405.

70) Snyder, A.W., Mulcahy, E., Taylor, J.L. et al.(2003). Savant-like skills exposed in normal people by suppressing the left fronto-temporal lobe. *Journal of Integral Neuroscience, 2*, 149-158.

71) Snyder, A,W. & Thomas, H.(1997). Autistic artists give clues to cognition. *Perception, 26*, 93-96.

72) 高畑圭輔, 加藤元一郎(2008)「自閉症サヴァンと獲得性サヴァンの神経基盤」『Brain and Nerve』*60*, 861-869.

73) Tammet, D.(2006). *Born on a bleu day: Inside of the extraordinary mind of an autistic savant: A memoir.* New York, Free Press. 古屋美登里訳(2007)『僕には数字が風景に見える』東京, 講談社.

74) Tredgold, A.F.(1922). *Mental deficiency(amentia), fourth edition.* New York, Willam Wood.

75) Tredgold, A.F., Tredgold, R.F. & Soddy, K.(1956). *A text-book of mental deficiency, ninth edition.* London, Baillière, Tindall and Cox.

76) Treffert, D.A.(1988). The idiot savant: A review of the syndrome.

American Journal of Psychiatry, ***145***, 563-572.
77) Treffert, D.A.(1989). *Extraordinary people: Understanding "idiot savans"*. New York, Harper and Row. 高橋健次訳(1990)『なぜかれらは天才的能力を示すのか―サヴァン症候群の驚異―』東京，草思社．
78) Treffert, D.A.(2006). Dr. Down and "developmental disorders". *Journal of Autism and Developmental Disorders*, ***36***, 956-966.
79) Treffert, D.A.(2009). The savant syndrome: A extraordinary condition. A synopsis: Past, present, future. *Philosophical Transaction of the Royal Society of London*, ***B364***, 1351-1357.
80) Treffert, D.A. & Wallace, G.L.(2002). Islands of genius: Artistic brilliance and a dazzling memory can sometimes accompany autism and other developmental disorders. *Scientific American*, ***286***, 60-69.
81) Trend,Jr., J.W.(1995). *Inventing the feeblemind: A history of mental retardation in the United States*. Berkley and Los Angeles, University of California Press. 清水貞夫，茂木俊彦，中村満紀男監訳(1997)『「精神薄弱」の誕生と変貌―アメリカにおける精神遅滞の歴史』(下)東京，学苑社．
82) Vital, P.M., Ronald, A., Wallace, G.L. et al.(2009). Relationship between special abilities and autistic-like traits in a large population-based sample of 8-year-olds. *Journal of Child Psychology and Psychiatry*, ***50***, 1093-1101.
83) Wallace, G.L., Happé, F. & Giedd, J.N.(2009). A case study of a multiply talented savant with an autism spectrum disorder: Neuropsychological functioning and brain morphometry. *Philosophical Transaction of the Royal Society*, ***B364***, 1425-1432.
84) Wolf, T.H.(1973). *Alfred Binet*. Chicago, University of Chicago Press. 宇津木保訳(1979)『ビネの生涯―知能検査のはじまり―』東京，誠信書房．
85) 山下清(1979a)『裸の大将放浪記　第一巻』東京，ノーベル書房．
86) 山下清(1979b)『裸の大将放浪記　第三巻』東京，ノーベル書房．
87) 安永悟(1990)「個人差と教育」西山啓，山内光哉監修『新教育心理学入門』(pp.90- 117)京都，ナカニシヤ出版．
88) Yates, F.A.(1966). *The art of memory*. London, Routledge & Kagan Paul. 玉泉八州男監訳(1993)『記憶術』東京，水声社．
89) Zeki, S.(1998). Art and the brain. *Proceedings of the American Academy of Arts and Sciences*, ***127***, 71-104.

90) Zeki, S.(1999). *Inner vision: An exploration of art and the brain.* Oxford, Oxford University Press.

第3章

1) Aitchison, J.(1996). *The speeds of speech: Language origin and evolution.* Cambridge, Cambridge University Press. 今井邦彦訳(1999)『ことば―始まりと進化の謎を解く―』東京, 新曜社.

2) Anderson, M., O'Connor, N. & Hermelin, B.(1999). A specific calculating ability. *Intelligence*, *26*, 383-403.

3) アリストテレス, 出隆(1961)『形而上学』(下)東京, 岩波書店.

4) Baron-Cohen, S., Wheelwright, S, Stott, C. et al.(1997). Is there a link between engineering and autism? *Autism*, *1*, 101-109.

5) Baron-Cohen, S., Wheelwright, S, Stone, V. et al.(1999). A mathematician, a physicist, and a computer scientist with Asperger's syndrome. *Neuro Case*, *5*, 475-483.

6) Bechmann, P.(1971). *A history of PI.* New York, Golem Press. 田尾陽一, 清水韶光訳(2006)『πの歴史』東京, 筑摩書房.

7) Bell, E.T.(1937). *Men of mathematics*. New York, Simon and Schuster. 田中勇, 銀林浩訳(2003)『数学をつくった人々 II』東京, 早川書房.

8) Bickerton, D.(1990). *Language and species*. Chicago, Illinois, University of Chicago Press. 筧壽雄監訳(1998)『ことばの進化論』東京, 勁草書房.

9) Bor, D., Billington, J. & Baron-Cohen, S.(2007). Savant memory for digits in a case of synaesthesia and Asperger syndrome is related to hyperactivity in the lateral prefrontal cortex. *Neurocase*, *13*, 311-319.

10) Brill, A.A.(1940). Some peculiar manifestations of memory with special reference to lightning calculators. *Journal of Nervous and Mental Disease*, *90*, 709-726.

11) Brink, T.L.(1980). Idiot savant with unusual mechanical ability: An organic explanation. *American Journal of Psychiatry*, *137*, 250-251.

12) Clark, D.H. & Clark, S.P.H.(2001). *Newton's tyranny: The*

suppressed scientific discoveries of Stephan Gray and John Flamstead. New York, Freeman. 伊理由美訳(2002)『専制君主ニュートン—抑圧された科学的發見—』東京，岩波書店．

13) Cowan, R. & Frith, C.(2009). Do calendrical savants use calculation to answer date questions? A functional magnetic resonance imaging study. *Philosophical Transactions of the Royal Society*, ***B346***, 1417-1424.

14) Dehaene, S.(1997). *The Number sense: How the mind creates mathematics.* New York, Oxford University Press. 長谷川眞理子，小林哲生訳(2010)『数覚とは何か？—心が数を創り，操る仕組み—』東京，早川書房．

15) Dunnington, G.W.(1955). *Carl Friedlich Gauss: Titan of science.* New York, Hafner. 銀林浩，小島穀男，田中勇次訳(1976)『ガウスの生涯—科学の王者—』東京，東京書籍．

16) Fitzgerald, M.(1999). Did Isaac Newton have Asperger's syndrome? *European Child and Adolescent Psychiatry*, ***8***, 244.

17) Fitzgerald, M.(2002). Asperger's disorder and mathematicians of genius. *Journal of Autism and Developmental Disorders*, ***32***, 59-60.

18) Fitzgerald, M.(2004). *Autism and creativity: Is there a link between autism in men and exceptional ability?* Hove, West Sussex, Brunner-Routledge. 石坂好樹，花島綾子，太田多紀訳(2008)『アスペルガー症候群の天才たち—自閉症と創造性—』東京，星和書店．

19) Galton, F.(1880). Visualized munerals. *Nature*, ***15***, 252-256.

20) Gessen, R.(2009). *Perfect rigor.* Boston, Houghton Mifflin Harcourt. 青木薫訳『完全なる證明—100 万ドルを拒否した天才数学者—』東京，文藝春秋社．

21) González-Garrido, A.A., Ruiz-Sandoval, J.L., Gómez-Veláquez, F.R. et al.(2002). Hypercalculia in savant syndrome: Central executive failure? *Archives of Medical Research*, ***33***, 586-589.

22) Hadamard, J.(1945). *An essay on the psychology of invention in the mathematical field.* Princeton, NJ, Princeton University Press. 伏見康治，尾崎辰之助，大塚益比古訳(1990)『数学における發見の心理』東京，みすず書房．

23) Hardy, G.H.(1967). *A mathematician's apology with a foreword by C.P. Snow.* Cambridge, Cambridge University Press. 柳生孝照訳(1994)『数学者の生涯と弁明』東京，シュプリング・フェアラーク．

24) 林栄治, 斎藤憲(2009)『天秤の魔術師―アルキメデスの数学―』東京, 共立出版.
25) Hermelin, B. & O'Connor, N.(1990). Factors and primes: a specific numerical ability. *Psychological Medicine*, *20*, 163-169.
26) Hoffman, P.(1998). *The man who loved only numbers.* New York, Hyperion. 平石律子訳(2000)『放浪の数学者エルデシュ』東京, 草思社.
27) Horwitz, W.A., Kestenbaum, C., Person, E. Et al.(1965). Identification-<idiot savants> - calendar calculators. *American Journal of Psychiatry*, *121*, 1075-1079.
28) 石坂好樹(2003)「Asperger症候群の認識形式について―Wittgensteinの著作を足がかりにして― 第一部 WittgensteinはAsperger症候群か」『児童青年精神医学とその近接領域』*38*, 230-246.
29) James, I,(2006). *Asperger's syndrome and high achievements: Some very remarkable people.* London, Jessica Kingsley. 草薙ゆり訳(2007)『アスペルガーの偉人たち』東京, スペクトラム出版.
30) Jensen, A.P.(1990). Speed of information processing in a calculating prodigy. *Intelligence*, *14*, 259-274.
31) Kanigel, R.(1991). *The man who knew infinity: A life of the genius Ramanujan.* New York, Charles Scribner's Sons. 田中康夫訳(1994)『無限の天才―夭逝の数学者・ラマヌジャン―』東京, 工作舎.
32) 河内六郎(1979)「ニュートンの十五枚の肖像画」河内六郎編『世界の名著 31 ニュートン』(pp.5-46)東京, 中央公論社.
33) Kepler, J.(1619). Harmonices mundi. 岸本良彦訳(2009)『宇宙の調和』東京, 工作舎.
34) Koestler, A.(1959). *The sleep walkers: A history of man's changing vision of the universe*. New York, Macmillan.
35) Leipniz, G.W.(1765). *Nouveaux essais sur l'entendement humair.* Paris, Raspe. 米山優訳(1987)『人間知性新論』東京, みすず書房.
36) Locke, J.(1690). *An essay concerning human understanding.* 大槻春彦訳(1972).『人間知性論(一)』(1974)『人間知性論(二)』東京, 岩波書店.
37) Mazur, J.(2007). *The motion paradox: The 2,500-year-old puzzle behind all the mysteries of time and space.* New York, Dutton. 松浦俊輔訳(2009)『ゼノンのパラドックス―時間と空間をめぐる2500年の謎』東京, 白楊社.
38) 三田博雄訳(1972)「アルキメデスの科学」田村松平編『世界の名著

9 ギリシャの科学』(pp.383-542)東京，中央公論社．
39) Moore, A.W.(2001). *The infinite.* London, Routledge, second edition. 石村多門訳(2012)『無限—その哲学と数学—』講談社．
40) 中島秀人(1997)『ロバート・フック』東京，朝倉書店．
41) Newton, I.(1687). *Philosophie naturalis principia mathematica.* 河辺六郎訳(1979)『世界の名著　26　自然科学の数学的諸原理』東京，中央公論社．
42) Patten, B.M.(1973). Visually mediated thinking: A report of the case of Albert Einstein. *Journal of Learning Disabilities*, *6*, 415-420.
43) Park, D. & Younderian, P.(1974). Light and number: Ordering principles in the world of autistic child. *Journal of Autism and Childhood Schizophrenia*, *4*, 313-323.
44) Radford, J.(1990). *Child prodigies and exceptional early achievers.* New York, Free Press.
45) Ramachandran, V.S. & Blakeslee, A.(1998). *Phantoms in the brain: Proving the mysteries of the human mind.* New York, William Morrow.
46) Sacks, O.(1985). *The man who mistook his wife for a hat.* New York, Gerald Duckworth.
47) 斎藤憲(2006)『よみがえるアルキメデス—無限との闘い—』東京，岩波書店．
48) Saloviita, T., Ruusila, L. & Ruusila, U.(2000). Incidence of savant syndrome in Finland. *Perceptual and Motor Skills*, *91*, 120-122.
49) Schechter, B.(1998). *My brain is open: The mathematical journal of Paul Erdős.* New York, Simon & Schuster. ベラクルロード訳(2003)『My Brain Open—20世紀数学界の異才ホール・エルデシュ放浪記—』東京，共立出版．
50) Schmandt-Besserat, D.(1996). *How writing came about.* Austin, University of Texas Press. 小口好昭，中田一郎訳(2008)『文字はこうして生れた』東京，岩波書店．
51) Scripture, E.W.(1891). Arithmetical prodigies. *American Journal of Psychology*, *4*, 1-59.
52) 島尾永康(1979)『ニュートン』東京，岩波書店．
53) Snow, C.P.(1967). Foreword. In Hardy, G.H. with a foreword by C.P. Snow. *A mathematician's apology.* Cambridge, Cambridge University Press. 柳生孝昭訳(1994)『ある数学者の生涯と弁明』

(pp.67-112). 東京 , シュプリンガー・フェアラーク .
54) Simner, J., Mayo, N. & Spiller, M.J.(2009). A foundation for savantism? Visuo-spatial synaesthetes present with cognitive benefits. *Cortex*, ***45***, 1246-1260.
55) Simner, J., Mulvenna, C., Sagiv, N., et al.(2006). Synaesthesia: the prevalence of atypical cross-modal experiences. *Perception*, ***35***, 1024-1033.
56) Snyder, A.W. & Mitchell, D.J.(1999). Is integer arithmetic fundamental to mental processing?: The mind's secret arithmetic. *Proceedings of the Royal Society of London*, ***B226***, 587-592.
57) Sowell, T.(2001). *The Einstein syndrome: Bright children who talk late.* New York, Basic Books.
58) Szpiro, G.(2007). *Poincaré's prize: The hundred-year quest to solve one of math's greatest puzzles.* New York, Duntton. 永瀬輝男 , 志摩亜希子監修訳(2011)『ポアンカレの予想―世紀の謎を掛けた数学者、解き明かした数学者』東京 , 早川書房 .
59) 高橋英裕(2003)『ニュートン―流率法の変容―』東京 , 東京大学出版会 .
60) 高瀬正仁(2009)『無限解析のはじまり―わたしのオイラー―』東京 , 筑摩書房 .
61) Tammet, D.(2006). *Born on a blue day: Inside the extraordinary mind of an autistic savant: A memoir*. New York, Free Press. 古屋美登里訳(2007)『ぼくには数字が風景に見える』東京 , 講談社 .
62) Treffert, D.A.(1989). *Extraordinary people: Understanding "idiot savants".* New York, Harper & Row. 高橋健次訳(1990)『なぜかれらは天才的能力を示すのか―サヴァン症候群の驚異―』東京 , 草思社 .
63) 上垣渉(1999)『アルキメデスを読む』東京 , 日本評論社 .
64) Westfall, R.S.(1980). *Never at rest: A biography of Isaac Newton.* Cambridge, Cambridge University Press.
65) Vital, P.M., Ronald, A., Wallace, G.L. et al.(2009). Relationship between special abilities and autistic -like traits in a large population-based sample of 8-year-olds. *Journal of Child Psychology and Psychiatry*, ***50***, 1093-1101.
66) 山本義隆(1997)『古典力学の形成―ニュートンからラグランジュへ―』 東京 , 日本評論社 .
67) 吉田武(1994)『素数夜曲―女王の誘惑―』東京 , 海鳴社 .

68) 吉田武(2000)『虚数の情緒—中学生からの全方位独学法—』東京，東海大学出版会．
69) 吉仲正和(1987)「ニュートンの力学—その出發點—」吉田忠編『ニュートン自然哲学の系譜—プリンキピアとオプティクスまで—』(p.37-73)東京，平凡社．

第4章

1) American Psychiatric Association(2013). *Diagnostic and statistical manual of mental disorders, fifth edition*. Washington, D.C., American Psychiatric Association.
2) Asperger, H.(1944). Die 'autistischen Psychopathen' im Kindesalter. *Archiv für Psychiatie und Nervenkrankheiten*, *117*, 76-136. 託摩武元，高木隆郎訳(2000)「小児の自閉的精神病質」高木隆郎，M.ラター，E.ショプラー編『自閉症と發達障碍研究の進歩 vol. 4』(pp. 30-68)東京，星和書店．
3) 綾屋紗月，熊谷晋一郎(2008)『發達障碍當事者研究—ゆっくりていねいにつながりたい—』東京，医学書院．
4) Baker, A.E.Z., Lane, A., Angley, M.T. et al.(2008). The relationship between sensory processing pattern and behavioural responsiveness in autistic disorder: A pilot study. *Journal of Autism and Developmental Disorders*, *38*, 867-875.
5) Baron-Cohen, S., Wheelwright, S., Stotto, C. et al.(1997). Is there a link between engineering and autism? *Autism*, *1*, 101-109.
6) Behrmann, M., Thomas, C. & Humphreys, K.(2006). Seeing it differently: Visual processing in autism. *Trends in Cognitive Sciences*, *10*, 258-264.
7) Ben-Sasson, A., Hem, L., Fluss, R. et al.(2009). A meta-analysis of sensory modulation symptoms in individuals with autism spectrum disorder. *Journal of Autism and Developmental Disorders*, *39*, 1-11.
8) Bergman, P. & Escalona, S.K.(1949). Unusual sensitivities in very young children. *Psychoanalytic Study of the Child*, *3/4*, 333-352.
9) Brauns, A.(2002). *Buntschatten und Fledermäuse*. Hamburg, Hoffman und Campe. 浅井晶子訳(2005)『鮮やかな影とコウモリ—ある自閉症青年の世界—』東京，インデックス出版．

10) Bolton, P.F., Park, R.J., Higgins, N.P. et al.(2002). Neuro-epileptic determinants of autism spectrum disorders in tuberous sclerosis complex. *Brain*, ***125***, 1247-1255
11) Cesaroni, L. & Garber, M.(1991). Exploring the experience of autism through firsthand accounts. *Journal of Autism and Developmental Disorders*, ***21***, 303-313.
12) Charman, T., Jones, C.R.G., Pikels, A. et al.(2011). Defining the cognitive phenotype of autism. *Brain Research*, ***1380***, 10-21.
13) Chen, Yu-Han, Rodgers, J. & McConachie, H.(2009). Restricted and repetitive behaviours, sensory processing and cognitive style in children with autism spectrum disorders. *Journal of Autism and Developmental Disorders*, ***39***, 635-642.
14) Decartes, R.(1637). *Discours de la method: La dioptique, les meteors et la géométrie.* 野田又夫訳(1967)「方法序説」野田又夫編集『世界の名著 22 デカルト』(pp. 161-222)東京，中央公論社.
15) Decartes, R.(1641). *Meditationes de prima philosophia.* 井上庄七，森啓訳(1967)「哲学の原理」野田又夫編『世界の名著 22 デカルト』(pp.223-307)東京，中央公論社.
16) Decartes, R.(1644). *Principia philosophiae.* 井上庄七，水野和久訳(1967)「哲学の原理」野田又夫編『世界の名著 22 デカルト』(pp.309-408)東京，中央公論社.
17) Dehaene, S.(1997). *The number sense: How the mind creates mathematics.* New York, Oxford. University Press. 長谷川眞理子，小林哲生訳(2010)『数覚とは何か？―心が数を創り，操る仕組み―』東京，早川書房.
18) Duerden, E.G., Oatley, H.K., Mak-Fax, K.M. et al.(2012). Risk factors associated with self-injurious behaviors in children and adolescents with autism spectrum disorders. *Journal of Autism and Developmental Disorders*, ***42***, 2460-2470.
19) Frith, U.(1989). *Autism: Explaining enigma.* Oxford, Blackwell.
20) Grandin, T.(1992). An inside view of autism. In Schopler, E. & Mesibov, G.B.(eds.). *High-functioning individuals with autism* (pp. 105-126). New York, Plenum.
21) Grandin, T.(1995). *Thinking in pictures and other reports from my life with autism.* New York, Doubleday. カニングハム久子訳(1997)『自閉症の才能開發―自閉症と天才をつなぐ環―』東京，学習研

究社 .
22）Grandin, T.(2008). *The way I see it: A personal look at autism and Asperger's.* Arlington, Texas, Future Horizons.
23）Grandin, T.& Scariano, M.M.(1986). *Emergence: Labeled autistic.* Navato, California, Arena Press.(2000) Reprinted by Warner Books.
24）Happé, F.(1991). The autobiographical writing of three Asperger syndrome adults: Problems of interpretation and implications for theory. In Frith, U.(ed.). *Autism and Asperger syndrome* (pp.207-242). Cambridge, Cambridge University Press.
25）Happé, F.(1999). Autism: Cognitive deficit or cognitive style? *Trends in Cognitive Science, 3*, 216-222.
26）Hermelin, B. & O'Connor, N.(1970). *Psychological experiments with autistic children.* Oxford, Pergamon Press. 平井久 , 佐藤加津子訳(1977)『自閉症の知覚』東京 , 岩崎学術出版 .
27）Hobson, P. & Hobson, J.(2011). Cognitive flexibility in autism: A social-developmental account. In Roth, I. & Pezaie, P.(eds.).*Researching the autism spectrum: Contemporary perspectives* (pp. 266-283). Cambridge, Cambridge University Press.
28）Hughes, J. R.(2007). Autism: The first firm finding=underconnectivity? *Epilepsy and Behavior, 11*, 20-24.
29）石坂好樹(2002)『月光のプリズム―心理療法からみた心の諸相―』東京 , 星和書店 .
30）井筒俊彦(1989)『本質と意識―精神的東洋を索めて―』東京 , 岩波書店 . 新編(1992)『井筒俊彦著作集 6 意識と本質』東京 , 中央公論社 .
31）Itard, E.M.(1801). *De l'un home sauvage ou des premiers developments physiques et moraux du jeune sauvage de l'Aveyyon.* 中野善達 , 松田清訳(1978)『新訳アヴェロンの野生児―ヴィクトールの發達と教育―』東京 , 福村出版 .
32）Jones, R.S.P., Quigney, S. & Huws, J.C.(2003). First-hand accounts of sensory perceptual experiences in autism: A qualitative analysis. *Journal of Intellectual and Developmental Disability, 28*, 112-121.
33）Just, M.A., Cherkassky, V.L., Keller, T.A. et al.(2004). Cortical activation and synchronization during sentence comprehension in high-functioning autism: Evidence of underconnectivity. *Brain, 127*, 1811-1821.
34）Kana, R.K., Keller, T.A., Cherkassky, V.L. et al.(2006). Sentence

comprehension in autism: Thinking in pictures with decreased functional connectivity. *Brain*, *129*, 2484-2493.

35) Kanner, L.(1943). Autistic disturbances of affective contact. *Nervous Child*, *2*, 217-250.

36) Kant, I.(1787). *Kritid der reinen Vernunft, 2 Auflage*. 熊野純彦訳(2012)『純粋理性批判』東京 , 作品社 .

37) Lawson, W.(1998). *Life behind glass: A personal account of autism spectrum disorder*. New South Wales, Australia. Southern Cross University Press. ニキ・キリコ訳(2001)『私の障碍，私の個性』東京 , 花風社 .

38) Leekam, S.R., Nieto, C., Libby, S.J. et al.(2007). Describing the sensory abnormalities of children and adults with autism. *Journal of Autism and Developmental Disorders*, *37*, 894-910.

39) Leibniz, G.W.(1756). *Neuvaux essais sur l'entendement humain*. Paris, Raspe. 米山優訳(1987)『人間知性新論』東京 , みすず書房 .

40) Locke, J.(1690). *An essay concerning human understanding*. 大槻春彦訳(1972).『人間知性論(一)』,(1974)『人間知性論(二)』,(1976)『人間知性論(三)』,(1977)『人間知性論(四)』東京 , 岩波書店 .

41) Marco, E.J., Hinkley, L.B.N., Hill, S.S. et al.,(2011). Sensory processing in autism: A review of neurophysiological findings. *Pediatric Research*, *69*, 48R-54R.

42) Miller, B.L., Cummings, J., Mishkin, F. et al.(1998). Emergence of artistic talent in frontotemporal dementia. *Neurology*, *51*, 978-982.

43) Miller, L.J., Anzalne, M.E., Lane, S.J. et al.(2007). Concept evolution in sensory integration: A proposed nosology for diagnosis. *American Journal of Occupational Therapy*, *61*, 135-140.

44) Minshew, N.J. & Hobson, J.A.(2008). Sensory sensitivities and performance in sensory perceptual tasks in high-functioning individuals with autisms. *Journal of Autism and Developmental Disorders*, *38*, 1485-1498.

45) 森口奈緒美(1996)『変光星—自閉の少女に見えていた世界』東京 , 飛鳥新社 . 再版(2004). 東京 , 花風社 .

46) 森口奈緒美(2002)『平行線—ある自閉症者の青年期の回想—』東京 , ブレーン出版 .

47) Mottron, L., Dawson, M. & Soulières, I.(2009).Enhanced perception in savant syndrome: Patterns, structure and creativity.

Philosophical Transaction of Royal Society, ***B364***, 1385-1391.

48) Mottron, L., Dawson, M., Soulières, I. et al.(2006). Enhanced perceptual functioning in autism : An update, and eight principles of autistic perception. *Journal of Autism and Developmental Disorders*, ***36***, 27-43.

49) Nagel, T.(1979). *Mortal questions*. Cambridge, Cambridge University Press. 永井均訳(1989)『こうもりであるとはどのようなことか』東京, 勁草書房.

50) Nazeer, K.(2006). *Send in the idiots: Stories from the other side of autism*. New York, Bloomsbury. 神崎朗子訳(2011)『僕たちが見た世界—自閉症者によって綴られた物語—』東京, 柏書房.

51) Newton, I.(1721). *Optics, third edition*. 島尾永康訳(1983)『光学』東京, 岩波書店.

52) Ornitz, E.D.(1989). Autism at the interface between sensory and information processing. Dawson, G.(ed.). *Autism: Nature, diagnosis and treatment*(pp. 174-207). New York, Guilford.

53) Pinker, S.(2002). *The blank slate: The modern denial of human nature*. New York, Viking.

54) Reynolds, S., Bendixen, R.H., Lawrence, T. et al.(2011). A pilot study examining activity participation, sensory responsiveness, and competence in children with high functioning autism spectrum disorder. *Journal of Autism and Developmental Disorders*, ***41***, 1496-1506.

55) Reynolds, S. & Lane, S.T.(2008). Diagnostic validity of sensory over-responsivity: A review of the literature and case reports. *Journal of Autism and Developmental Disorders*, ***38***, 516-529.

56) Rogers, S.J. & Ozonoff, S.(2005). Annotation: What do we know about sensory dysfunction in autism? A critical review of the empirical evidence. *Journal of Child Psychology and Psychiatry*, ***46***, 1255-1268.

57) Snyder, A.W., Mulcahy, E., Taylor, J.L. et al.(2003). Savant-like skills exposed in normal people by suppressing the left fronto-temporal lobe. *Journal of Integral Neuroscience*, ***2***, 149-158.

58) Suarez, M.A.(2012). Sensory processing in children with autism spectrum disorders and impact on functioning. *Pediatric Clinic of North America*, ***59***, 202-214.

59）杉山登志郎（1994）「自閉症にみられる特異な記憶想起現象—自閉症の time slip 現象—」『精神神経学雑誌』*96*, 281-297.
60）高畑圭輔，加藤元一郎（2008）「自閉症サヴァンと獲得サヴァンの神経基礎」『Brain and Nerve』*60*, 861-869.
61）Tantam, D.(2003). Assessment and treatment of comorbid emotional and behavior problem. In Prior, M.(ed.). *Learning and behavior problems in Asperger syndrome* (pp. 148-174). New York, Guilford.
62）Tomchek, S.D. & Dunn, W.(2007). Sensory processing in children with and without autism: A comparative study using the short sensory profile. *American Journal of Occupational Therapy*, *61*, 190-200.
63）Williams, D.(1992). *Nobody nowhere.* London, Transworld. 河野万里子訳（1993）. 文庫版（2005）『自閉症だったわたしへ』東京，新潮社.
64）Williams, D.(1994). *Somebody somewhere.* London, Doubleday.
65）Williams, D.(1998). *Autism and sensing: The unlost instinct.* London, Jessica Kingsley. 川手鷹彦訳（2007）『自閉症という体験—失われた感覚を持つ人びと—』東京，誠信書房.
66）Wing, L., Gould, J. & Gillberg, C.(2011). Autism spectrum disorders in the DSM-V: Better or worse than the DSM-Ⅳ？ *Research on Developmental Disabilities*, *32*, 768-773.
67）Yeung-Courchesne, R. & Courchesne, E.(1997). From impasse to insight in autism research: From behavioral symptoms to biological explanations. *Development and Pyschopathology*, *9*, 389-419.

第５章

1）American Association on Mental Retardation (2002). *Mental retardation: Definition, classification, and systems of supports, the 10th edition.* Washington, D.C., American Association on Mental Retardation. 栗田廣，渡辺勧持訳（2004）『知的障碍—定義分類および支持体系—』東京，日本知的障碍福祉連盟.
2）American Psychiatric Association (1980). *Diagnostic and statistical manual of mental disorders, third edition.* Washington, DC., American Psychiatric Association.

3) American Psychiatric Association(1987). *Diagnostic and statistical manual of mental disorders, third edition revised.* Washington, DC., American Psychiatric Association.
4) American Psychiatric Association(1994). *Diagnostic and statistical manual of mental disorders, fourth edition.* Washington, DC., American Psychiatric Association.
5) American Psychiatric Association(1994). *Diagnostic and statistical manual of mental disorders, fourth edition, text version.* Washington, DC., American Psychiatric Association.
6) American Psychiatric Association(2013). *Diagnostic and statistical manual of mental disorders, fifth edition.* Washington, DC., American Psychiatric Association.
7) Bishop, D.V.M.(2003). Autism and specific language impairment: Categorical distinction or continuum? In Bock, G. & Goode, J.(eds.). *Autism: Neural basis and treatment possibilities*(pp.213-226). London, Wiley.
8) Bleuler, E.(1911). *Dementia Praecox oder Gruppe der Schizofrenien.* Leipzig, Franz Deuticke. 飯田眞，下坂幸三，保崎秀夫他訳(1974)『早發性痴呆または精神分裂病群』東京，医学書院．
9) Cantwell, D., Baker, L. & Rutter, M.(1978). A comparative study of infantile autism and specific developmental receptive language disorder Ⅳ: Analysis of syntax and language function. *Journal of Child Psychology and Psychiatry, 43,* 917-929.
10) Clements, S.D., Peters, J.E. & Ruck, L.(1962). Minimal brain dysfunctions in the school-age child: Diagnosis and treatment. *Archives of General Psychiatry, 6,* 185-197.
11) DeMyer, M.K., Baton, S., DeMyer, W.E. et al.(1973). Prognosis in autism: A follow-up study. *Journal of Autism and Developmental Disorders, 3,* 199-246.
12) Descartes, R.(1644). *Principia philosohiae.* 井上庄七，水野和久訳(1967)「哲学の原理」野田又夫編『世界の名著 22 デカルト』(pp.309-408)東京，中央公論社．
13) Foucault, M.(2003). *Le pouvoir psychiatrique: Cours au Collège de France(1973-1974).* Paris, Gallimard. 慎改康之訳(2006)『精神医学の権力―コレージュ・ド・フランス講義 1973-1974 年度』東京，筑摩書房．

14）降籏志郎（2004）「序論―軽度發達障碍児の理解を―」降籏志郎編著『軽度發達障碍児の理解と援助―子どもと家族への実践的サポート―』（pp.7-29）東京，金剛出版．

15）Green, J., Charman, T., McConachie, H. et al.（2010）. Parent-mediated communication-focused treatment in children with autism (PACT): A randomised controlled trial. *Lancet*, ***375***, 2152-2160.

16）花田雅憲，山崎晃資編（1998）『臨床精神医学講座 11 児童青年精神障碍』東京，中山書店．

17）花田一志，松尾陽子，辻井農亜（2008）「児童・青年期のうつ病性障碍に対する薬物療法」『児童青年精神医学とその近接領域』***49***, 101-109.

18）原仁（2007）「ADHD は發達障碍か？」石川元編『現代のエスプリ 474 スペクトラムとしての軽度發達障碍Ⅰ』（pp.96-106）. 東京，至文堂．

19）星野仁彦（2007）「微細脳損傷・微細機能障碍の今日的意義」石川元編『現代のエスプリ 474 スペクトラムとしての軽度發達障碍Ⅰ』（pp.70-79）. 東京，至文堂．

20）Howlin, P., Mawhood, L., & Rutter, M.（2000）. Autism and developmental receptive language disorder: A follow-up comparison in early adult life, Ⅱ : Social, behavioural, and psychiatric outcomes. *Journal of Child Psychology and Psychiatry*, ***41***, 561-578.

21）石川元編（2007）「座談会―いわゆる軽度發達障碍を精神医学の立場から再検討する―」. 石川元編『現代のエスプリ 476 スペクトラムとしての軽度發達障碍 Ⅱ』（pp.5-39）. 東京，至文堂．

22）石坂好樹，村澤孝子，村松陽子他（1997）「高機能自閉症にみられる認知障碍の特質について―心理テストによる検討―」『児童青年精神医学とその近接領域』***38***, 230-246.

23）磯部潮（2007）「LD・ADHD を發達障碍に含めない見解について」石川元編『現代のエスプリ 474 スペクトラムとしての軽度發達障碍Ⅰ』（pp.112-116）. 東京，至文堂．

24）次良丸睦子，五十嵐一枝（2002）『發達障碍の臨床心理』京都，北大路書房．

25）Kanner, L.（1943）. Autistic disturbances of affective contact. *Nervous Child*, ***2***, 217-250.

26）Kanner, L.（1944）. Early infantile autism. *Journal of Pediatrics*, ***25***, 211-217.

27) Kendell, R.E., Cooper, J.E., Goorling, A.J. et al.(1971). Diagnostic criteria of American and British psychiatrist. *Archives of General Psychiatry*, *25*, 123-130.

28) 弘法大師空海全集編輯委員会(1983)「声字実相義」『弘法大師空海全集 第二巻』(pp.263-298). 東京, 筑摩書房.

29) 小枝達哉(2007)「いわゆる軽度發達障碍に境界知能 / 軽度知的障碍を加えるかどうかという背景」石川元編『現代のエスプリ 474 スペクトラムとしての軽度發達障碍 I』(pp.107-111). 東京, 至文堂.

30) 厚生労働省雇用均等・児童家庭局(2008)『一般精神科医のための子どもの心の診療テキスト』http://www.mhlw.go.jp/bunya/kodomo/pdf/kokoro-shinryoui02.pdf

31) Lee, S.I., Schachar, R.J., Chen, S.X. et al.(2008). Predicitve validity of DSM-Ⅳ and ICD-10 criteria for ADHD and hyperkinetic disorder. *Journal of Child Psychology and Psychiatry*, *49*, 70-78.

32) Luckasson, R. & Reeve, A.(2001). Naming, defining, and classifying in mental retardation. *Mental Retardation*, *39*, 47-52.

33) 松浦直己, 橋本俊顯, 十一元三 (2007)「少年院における LD, AD/HD スクリーニングテストと逆境的小児期体験（児童虐待を含む）に関する調査—發達精神病理学的視點に基づく非行の risk factor—」『児童青年精神医学とその近接領域』*48*, 583-593.

34) Mayes, S.D., Calhoun, S.L. & Crites, D.L.(2001). Does DSM-Ⅳ Asperger's disorder exist? *Journal of Abnormal Child Psychology*, *29*, 263-271.

35) 中根晃, 海老島宏(1994)「發達障碍—特異的發達障碍(学習障碍)—」『精神科治療学』*9*, 699-704.

36) 中島義明, 安藤清志, 子安増生ら編(1999)『心理学辞典』京都, 有斐閣［次良丸ら(2002)より引用］

37) Newton, I.(1726). Philosophiae natularis principia mathematica, the third edition. 川辺六男訳(1979)「自然哲学の数学的諸原理」川辺六男編『世界の名著 31 ニュートン』(pp.47-559). 東京, 中央公論社.

38) 生地新(2007)「「軽度發達障碍」という「診断」を設定することで發見されるもの, 隠ぺいされるもの」石川元編『現代のエスプリ 474 スペクトラムとしての軽度發達障碍 I』(pp.89-95). 東京, 至文堂.

39) Pennington, B.F.(2002). *The development of psychopathology: Nature and nurture.* New York, Guilford.

40) Rapin, I. & Allen, D.A.(1998). The semantic-pragumatic deficitdisorder: Classification issues. *International Journal of Language and Communication Disorders*, ***33***, 82-108.

41) Rumsey, J.M. & Hamburger, S.D.(1988). Neuropsychological findings in high-functioning men with infantile autism, residual state. *Journal of Clinical and Experimental Neuropsychology*, ***10***, 201-221.

42) Rutter, M.(1972). Childhood schizophrenia reconsidered. *Journal of Autism and Childhood Schizophrenia*, ***2***, 315-337.

43) Rutter, M.(1977a). Brain damage syndrome in childhood: Concepts and findings. *Journal of Child Psychology and Psychiatry*, ***18***, 1-21.

44) Rutter, M.(1977b). Infantile autism and other psychoses. In Rutter, M. & Hersov, L.(eds.). *Child psychiatry: Modern approaches* (pp.717-747). Oxford, Blackwell.

45) Rutter, M.(1982). Syndromes attributed to “minimal brain dysfunction” in childhood. *American Journal of Psychiatry*, ***139***, 21-33.

46) Rutter, M., Bartak, L. & Newman, S.(1971). Autism: A central disorder of cognition and language? Rutter, M.(ed.). *Infantile autism: Concepts, Characteristics and treatment*(pp.148-171). London, Churchill-Livingston.

47) Rutter, M. & Lockyer, L.(1967). A five to fifteen years follow-up study of infantile psychosis: I , Description of sample. *British Journal of Psychiatry*, ***113***, 1169-1182.

48) Rutter, M. & Sroufe, L.A.(2000). Developmental psychopathology: Concepts and challenges. *Development and Psychopathology*, ***12***, 265-296.

49) 佐伯梅友校注(1958)『日本古典文学大系 8 古今和歌集』東京 , 岩波書店 .

50) Saussure, F. de(1915). *Cours de linguistique generale*. 小林英夫訳(1940)『一般言語学講義』東京 , 岩波書店 .

51) Seguin, E.(1907). *Idiocy and its treatment by the physiological method*. New York, Teachers College, Columbia University. 末川博監修 , 薬師川虹一訳(1973)『障碍児の治療と教育―精神薄弱とその生理学的治療―』京都 , ミネルヴァ書房 .

52）Snowling, M.J.(2000). *Dyslexia, second edition.* Oxford, Blackwell. 加藤醇子，宇野彰監訳(2008)『ディスレクシア―読み書きのLD―親と専門家のためのガイド―』東京，東京書籍．

53）Stroufe, L.A. & Rutter, M.(1984). The domain of developmental psychopathology. *Child Development, 55*, 17-29.

54）杉山登志郎(2000)「軽度發達障碍」『發達障碍研究』*21*, 241-251.

55）杉山登志郎(2011)『發達障碍のいま』東京，講談社．

56）高橋脩(2006)「發達障碍児の児童青年精神科臨床」『児童青年精神医学とその近接領域』*46*, 316-317.

57）高岡健(2007)『自閉症の原點―定型發達者との分断線を超える―』東京，雲母書房．

58）滝川一廣(2008)「「發達障碍」をどうとらえるか」松本雅彦，高岡健編『發達障碍という記号』(pp.44-56). 東京，批判社．

59）田中康雄(2005)「特別支援教育をめぐって―現状と課題―」『児童青年精神医学とその近接領域』*46*, 399-403.

60）東條吉邦(2004)「これからの軽度發達障碍児の教育の進め方―特にアスペルガー症候群と高機能自閉症について―」降籏志郎編著『軽度發達障碍児の理解と援助―子どもと家庭への実践的サポート』(pp.158-201). 東京，金剛出版．

61）Towbin, K.E.(1997). Pervasive developmental disorder not otherwise specified. In Cohen, D.J. & Volkmar, F.R.(eds.). *Handbook of autism and pervasive developmental disorders, second edition* (pp.120-147). John Wiley, New York.

62）Towbin, K.E.(2005). Pervasive developmental disorder not otherwise specified. In Volkmar, F.R., Paul, R., Klin, A. et al.(eds.). *Handbook of autism and pervasive developmental disorders, third edition, vol. I: Diagnosis, development, neurology, and behavior* (pp.165-200). John Wiley, New York.

63）Trent, Jr. J.W.(1995). *Inventing the feeble mind: A history of mental retardation in the United States.* Berkeley, CA, University of California Press. 清水貞夫，茂木俊彦，中村満紀男監訳(1997)『精神薄弱の誕生と変貌―アメリカにおける精神遅滞の歴史―』(下)東京，学苑社．

64）Tsai, L.Y.(1992). Diagnostic issues in high-functioning autism. In Schopler, E. & Mesibov, G.B.(eds.). *High-functioning individuals with autism* (pp.11-40). New York, Plenum Press.

65) Tsai, L.Y.(1997). Other pervasive developmental disorders. In Wiener, J.M.(ed.). *Textbook of child and adolescent psychiatry, second edition* (pp.255-280). Washington, D,C., American Psychiatric Press.

66) 柘植雅義(2003)「「通常の学級に在籍する特別な教育支援を必要とする児童生徒に関する全国調査」の結果と今後の教育施策」『LD研究』*12*, 86-89.

67) van Praag, H.M.(1990). Two-tier diagnosing in psychiatry. *Psychiatry Research*, *34*, 1-11.

68) Wiener, J.K.(ed.).(1997). *Textbook of child and adolescent psychiatry, second edition.* Washington, D.C., American Psychiatric Press.

69) Wing, L.(1981). Asperger's syndrome: A clinical account. *Psychological Medicine*, *11*, 115-129.

70) Wing, L.(1997). Syndromes of autism and atypical development. In Cohen, D.J. & Volkmar, F.R.(eds.). *Handbook of autism and pervasive developmental disorders, second edition* (pp.148-170). New York, John Wiley.

71) Wing, L. & Gould, J.(1979). Severe impairments of social interaction and associated abnormalities in children: Epidemiology and classification. *Journal of Autism and Developmental Disorders*, *9*, 11-29.

72) Wittgenstein, L.(1953). *Philosophical investigation.* Oxford, Blackwell.

73) World Health Organization(1992). *The ICD-10 classification of mental and behavioural disorders: Clinical descriptions and diagnostic guidelines.* Geneva, World Health Organization.

74) World Health Organization(1993). *The ICD-10 classification of mental and behavioural disorders: Diagnostic criteria for research.* Geneva, World Health Organization.

75) 山崎晃資(2010)「發達障碍概念の再考」『精神医学』*52*, 736-737.

ま行

や行

ら行

た行

な行

は行

さ行

【欧　語】

【日本語】

あ行

か行

索　引

【人　名】

著者紹介

石坂好樹（いしさか　よしき）

兵庫県に生まれる。

昭和 48 年，京都大学医学部卒業。

その後，京都大学医学部附属病院精神科で卒後研修を受けた後，昭和 56 年から京都大学医学部附属病院勤務，昭和 60 年から公立豊岡病院に勤務した後，平成 15 年から京都桂病院精神科に勤務している。

専門は臨床精神医学，児童青年精神医学である。

主な著作は，『精神療法の基礎学序説—こころの病とその治療の構造的解明にむけて』（金剛出版），『月光のプリズム—心理療法からみた心の諸相—』（星和書店），『自閉症考現割記』（星和書店）など

主な訳書は，クリスプ『思春期やせ症の世界—その患者と家族のために—』（共訳：紀伊国屋書店），J.G. ガンダーソン『境界性パーソナリティ障害—その臨床病理と治療—』（共訳：岩崎学術出版），S. ギャベル，J. オスター，S. シェファー『治療をみだす子どもたち』（共訳：星和書店），F. ハッペ『自閉症の心の世界—認知心理学からのアプローチ—』（共訳：星和書店），M. フィッツジェラルド『アスペルガー症候群の天才たち—自閉症と創造性—』（共訳：星和書店）など

自閉症とサヴァンな人たち
—自閉症にみられるさまざまな現象に関する考察—

2014年10月8日　初版第1刷発行

著　者　石坂好樹
発行者　石澤雄司
発行所　株式会社 星和書店
東京都杉並区上高井戸1-2-5　〒168-0074
電話　03（3329）0031（営業）／03（3329）0033（編集）
Fax　03（5374）7186（営業）／03（5374）7185（編集）
http://www.seiwa-pb.co.jp

　ISBN978-4-7911-0885-5